张其成国学养生

典藏套装

《易经》

养生大道

张其成 ◎ 著

广西科学技术出版社

前　言

我们都可以用《易经》来养生

　　如果有一种学问，它能涵盖宇宙，把人世间一切事情都讲明白，那就一定是《易经》。既然说《易经》无所不包，那么它能养生吗？其实《易经》正好用于养生。一部《易经》就包含两个字——阴阳。女人、男人是一对阴阳，我们的肚腹和肩背是一对阴阳，我们的脚和头也是一对阴阳。这是最大的、最广的分类。中国有句老话："人无完人。"没有完美的人，其实就是没有真正的阴阳完全调和的人，以致我们会生病，今天受热，明天受凉。如果阴阳完全调和了，恐怕也就没有生病和死亡了。虽然现实世界中生死不能避免，但病弱可以调节。比如说素体阳虚，那么就培植阳气，多简单啊！学《易经》很简单，学《易经》无非阴阳；用《易经》来养生很简单，《易经》养生无非是八卦。

　　八卦是阴阳的细化。把阴阳分成八卦足以解释关于我们身体的各种正常的、不正常的现象。这是非常神奇的，但又是最科学、最实用的。

虽然只有八个大的分类，但对于养生来说，已经足够了。

《易经》与其传文相结合也称《周易》，"周易"的意思是日月（宇宙）的周期变化，而养生的真谛也在于弄清楚我们身体的周期变化。上古先民用《易经》对宇宙生命进行占问，从表面上看它是占卜书，但从本质上看则是探索宇宙变化规律和人生奥秘的著作。

《易经》养生的大规律总结起来为：

顺逆结合——顺天逆人

内外结合——内求外仿

形神结合——重神轻形

动静结合——内静外动

刚柔结合——以柔克刚

时空结合——重时轻空

药食结合——以食为主

具体来说，八卦养生实际上就是阴阳养生，是我们老百姓天天都会遇到的。只不过阴阳经过八卦的分类，可以更加细化，这样养生就更加有针对性。

八卦是四种阴阳，是对阴阳的一种量化，实际上我们辨别体质，就是要分辨阴阳。而阴阳在养生过程中的每一个方面都会体现出来。包括用阴阳八卦来辨别体质，用阴阳八卦来区别不同阶段的养生特点，以及用阴阳八卦来把握我们自己的生命。

《易经》养生，在于捕捉生命的本质，因为《易经》本身体现的就是宇宙的大规律。同时《易经》只用"一阴一阳之为道"来表达生命，所以《易经》养生又是一种简单化的养生。

自古以来，世人对脏腑与八卦的配属有多种不同的意见，从医学、易经两个角度来讲，最权威的配属方法之一是《灵枢》所记载的配属方式。下面的表格列出的就是本书采用的配属方式。

八卦配属

卦名	自然	特性	家人	肢体	方位	季节	五行	《灵枢》八卦脏腑分配
乾	天	健	父	首	西北	秋冬间	金	小肠
兑	泽	悦	少女	口	西	秋	金	肺（开窍为鼻）
离	火	丽	次女	目	南	夏	火	心（开窍为舌）
震	雷	动	长男	足	东	春	木	肝（开窍为目）
巽	风	入	长女	股	东南	春夏间	木	胃
坎	水	陷	次男	耳	北	冬	水	肾（开窍为耳、二阴）
艮	山	止	少男	手	东北	冬春间	土	大肠
坤	地	顺	母	腹	西南	夏秋间	土	脾（开窍为口）

注：另一种配属法是文王八卦所记载的配属方式，乾——大肠，兑——肺，离——心、小肠，震——胆，巽——肝，坎——肾、膀胱，艮——胃，坤——脾。我在《易学与中医》第五章中也对许多医家的配法做了阐述。

目　录

第三章 《易经》八卦的时令养生

第五章　《易经》八卦的全息辨健康

第六章 《易经》八卦的经穴按摩法

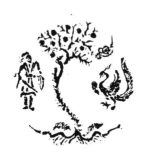

第一章

《易经》八卦的生命本质

● 《易经》蕴含着生命的规律

● 《易经》八卦养生，讲究天、地、人全方位

● 《易经》八卦养生，说到底就是阴阳养生

● 辨清自己的体质，是养生的基础

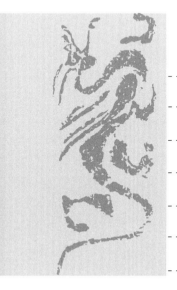

《易经》通过天、地、人三方面认识宇宙的本质，揭示宇宙的规律。我们要探索人体生命的本质，自然离不开《易经》。

通过《易经》八卦，我们可以准确且全面地认识生命的本质，只有了解了生命的本质之所在，才能更好地去养护它。

每一个人的出生都有着自己的时空定位。相同的时空定位对不同的人也会产生不同的影响。天、地、人三者之间的微妙关系，在《易经》八卦的卦象中一一向世人展现。

一、《易经》八卦养生，讲究天、地、人

我们养一盆花，需要浇多少水、施多少肥、给多长时间的日照，每个品种都不一样。再比如，把松树植到南方，把棕榈种到北方，松树和棕榈可能都活不了。为什么？因为破坏了生物本身的规律。养"人"与养花养草的道理一样。在我们对自己的身体还不了解的时候根本就谈不上"养"，如本来是水仙的体质，喜寒凉、水润，可是偏按仙人掌来养，越卖力反而越糟糕。这种南辕北辙的情况并不少见，是现代人养生过程中存在的一个很大的问题。

所以，在谈养生之前最重要的是先弄明白自己究竟是什么体质，然后才能按病抓药，药到病除。

怎样准确地判断自己的体质，《易经》仅给了我们三个字提示：天、地、人。八卦本身就是我们的人文始祖伏羲氏从天文、地理、人事三个方面考察万物，最终推演出来的。我们要认识一个人，也必须从天、地、人这三个方面、三个要素来观察。

◎ 天时，决定运势的因素

人与人的不同究竟体现在哪些方面，第一就是你出生的时机。比如出生在20世纪60年代初，自然灾害频繁，那时的气候变化是失常的，自然环境是恶劣的，也就注定了那时出生的人先天体质存在很多缺陷。出生的时间决定了人的运势，通俗地说，它决定了人先天身体的禀赋。

◎ 地利，一方水土养一方人

天之下就是地。《周易·系辞上》说："仰以观于天文，俯以察于地理。"春秋战国时也有"南蛮、北狄、东戎、西夷"的说法。"夷、狄、戎、蛮"开始时并无贬义，而是用来表现各地人们的自然生活状况。人类生活的自然环境有山川丘陵、水滨海岸、荒漠平原，各个地方的人所适应的地理环境不同，他们所反映出来的生理特点和病理变化自然也就各有差异。

诸葛亮在《将苑》中曾有过这样的描述："南蛮多种……居洞依山，或聚或散，西至昆仑，东至洋海，海产奇货，敌人贪而勇战，春夏多疾疫……"意思是说南方有很多民族平时住在山洞水边，有的民族聚集一处，有的民族则分散在各处，西到昆仑山、东到大海都是他们活动的范围，这些地方盛产奇货，人人贪婪好战，春夏两季常发生瘟疫。

这是把南方人当成战敌来分析的话，从中也可看出各地人由于居住地相异而产生不同。南方人住在山洞水边，春夏季常发生瘟疫，这就是"地"这个因素带给他们的影响。

诸葛亮又说："北狄居无城郭，随逐水草……饥则捕兽饮乳，寒则寝皮服裘，奔走射猎，以杀为务……汉卒且耕且战，故疲而怯；虏但牧猎，故逸而勇……"大概意思是说北方民族居无定所，以捕猎为生。中原地区的汉兵一边耕地一边打仗，所以疲乏且胆怯，而北方少数民族习惯了牧猎生活，所以打仗时相对轻松且勇猛。"狄"字本身就有强悍有力、行动疾快等含义。

其实现在的北方人还是形体偏大，民风粗犷的，他们的身体特征跟南方人的身体特征当然也就大有不同，在养生时也就不能一概而论，要分别对待。

◎ 人体，养生之要钥

人是最重要的因素，对于养生来说起决定性的作用。人这一要素里最重要的是体质和性格，古代的面相、手相只是人的性格和体质的外在表现。而"有诸内必形诸外"，内在的体质性格必然会通过外部反映出来，所以通过面相、手相观察人的身体状况是有道理的。比如中医的"望诊"，其实就是观象，现在主要是观舌象。过去还包括观面相，《黄帝内经》中的《五色篇》就详细介绍了怎么观面相。

当然，只观察面相、手相容易造成主观臆断，所以还必须进行潜意识测试，这是我们多年来摸索的一种人格意象分析法。这种方法比意识层面的测试更加客观准确。

对于古人各种有关性格命运的测试方法，比如纳音、四柱、梅花易数、紫微斗数、观面相手相等，我们一定要采取科学的态度。如果绝对相信它，那就是迷信；如果批判性、选择性地吸收其合理部分，那么在现实生活中就可以发挥作用。

我经常说"真理和谬误就相差0.1毫米"，就是说对某一个东西，你要是用得合适就是真理，要是用得太过或不及就是谬误。所以对古人看面相、手相不必迷信，贵在合理地吸收和取舍。

关于五行识人三要素——天时、地利、人体的具体内容，将在下面分别讲述。

二、天，出生的时间影响先天体质

◎ 出生时间对健康的影响只是一个参考

天的要素包括了自然环境、气候变化等。某著名医院获得美国基金会的一项研究课题，就是研究70年以前在特定时间出生的人目前身体疾病的情况，这说明出生的时间与人的身体状况是有一定关系的。

在性格判断方面，古人一般只考虑出生时间。在古人眼里，出生的时间就反映出五运六气，因为古代的年、月、日、时都是用天干和地支来表示的。天干和地支当中就蕴藏着天气和物候的信息。

认为出生年月能决定一个人的一生，那当然是不够科学的。虽然人的出生时间与人体的生理状况、性格等有一定的关系，但是如果把出生的时间当作决定性因素，那就是以偏概全，把必要条件当成了充分条件。出生时间充其量只是人体身体状况和性格特征的必要条件之一，绝不是充分条件，不能决定人的一生。

那么一个人的出生时间会不会影响一个人的健康？俗话说："生死有命，富贵在天。"如果说一个人的出生时间影响着他的命运，那么同时也影响其一生的健康。

◎ 出生时间配属八卦的正确计算方法

在"天"这个要素中，首先要考虑的是出生的时间，这个时间应该怎么计算在与《易经》相关的古籍《梅花易数》中有记载。

一个人出生的时间不外乎年、月、日、时，值得注意的是，在计算时要用农历的时间。

古代纪年是按照天干地支来记录的。我们只看地支就可以了，

《易经》
养生大道

这样一来就变得非常简单。我们每一个人都知道自己的属相，把自己的属相按"鼠、牛、虎、兔、龙、蛇、马、羊、猴、鸡、狗、猪"分别配以数字1～12，如属鼠配1，属牛配2，依次类推。

月的取数，农历几月就取数字几；日的取数亦然，农历几日就取数字几。

时，指时辰。大家都知道，一天有十二个时辰，每两个小时为一个时辰，如从半夜11时到凌晨1时为子时。十二个时辰的排序依次是子1、丑2、寅3、卯4、辰5、巳6、午7、未8、申9、酉10、戌11、亥12。

这样我们就有了判断天时的四个要素，这些要素对应的数字加起来的总和除以8，所得到的余数就是一个卦。要特别注意，我们要的是除以8后的余数。这里会有一种特殊的情况，那就是除尽了，没有余数，那么就应该取8而不是取0。这样就会有余数1～8，相对应的8个卦依次为乾一、兑二、离三、震四、巽五、坎六、艮七、坤八。

比如一个人的公历生日是1960年5月18日，出生时间是上午10时，从市面流通的历书上可以查出他的农历生日是庚子年四月二十三。鼠年的地支是子，取数1；上午10时是巳时，取数6。

1（年）+4（月）+23（日）+6（时）=34

34除以8，余数是2。这个人的天卦就是兑卦。

一般的占卜算命就根据这个天卦来判断人一生的运势吉凶，但是我们的目的是用《易经》来研究养生，是本着一种科学的态度在探讨，所以得出天卦后，最好根据个人的地卦和人卦综合地进行分析才更准确。

八卦人属性速算表

第一步：出生年，按照地支配属计算年的数字

十二地支	子	丑	寅	卯	辰	巳	午	未	申	酉	戌	亥
十二生肖	鼠	牛	虎	兔	龙	蛇	马	羊	猴	鸡	犬	猪
相应数字	1	2	3	4	5	6	7	8	9	10	11	12

第二步：出生月，按照农历的月份计算

相应月份农历	正月	二月	三月	四月	五月	六月	七月	八月	九月	十月	十一月	十二月
相应数字	1	2	3	4	5	6	7	8	9	10	11	12

第三步：出生日，按照出生的日期，农历几日就取数字几

第四步：出生时，按照十二时辰计算"时"的数字时间

十二地支	子	丑	寅	卯	辰	巳	午	未	申	酉	戌	亥
相应时间	23~1	1~3	3~5	5~7	7~9	9~11	11~13	13~15	15~17	17~19	19~21	21~23
相应数字	1	2	3	4	5	6	7	8	9	10	11	12

结果：以上四个数字的和除以8的余数得出相应的卦象

余　数	1	2	3	4	5	6	7	8（0）
相应卦象	乾	兑	离	震	巽	坎	艮	坤

三、地，出生的地点影响健康

第二个要素是地。就是根据出生的地点和方位来判断一个人的性格命运，比如纳音、四柱、梅易等。应该说，不同的方位、不同的地方人群，他们的性格是有一定差异的。比如说南方人和北方人，沿海人和西部人，上海人和北京人，他们总体个性上都会有一定的差异，表现为一种文化的差异。所以，方位也是判断人性格的必要条件之一。但同样不能以偏概全，不能认为只看方位就能决定人的性格。

每个人的出生都有一个时空定位，就是时间和空间的定位。上一节我们已经讲了出生的时间，这里讲出生地点对一个人体质的影响。

"橘生淮南则为橘，生于淮北则为枳。"《晏子春秋·杂下之十》中说明了一个道理，环境变了，事物的性质也变了。原因是"水土异也"。一般来说南方人的体质大多偏热，而北方人的体质大多偏寒。当然这也不是绝对的。实际上，现代人的体质大多是偏热的，这是由现在的压力、饮食所致。

出生的地方划分也是一个地方一个卦，这里介绍的是文王八卦，以河南省为中心，加四面八方。河南省就是中，属土；其他八方，东方属震、南方属离、西方属兑、北方属坎、东南方属巽、西南方属坤、西北方属乾、东北方属艮。过去，"中"被认为是最尊贵的一方，也被称作"中宫"，是统治者的象征。东西南北四个方位都受中央的管辖。四个隅位，东南为木（巽），西南为土（坤），西北为金（乾），东北为土（艮）。

如河南的正南边属火，八卦里就是离卦。以河南为中心，山东大体上在东边，属木；北京在北边，属水；山西在西边，属金；上海在东边，属木；武汉在南边，属火。

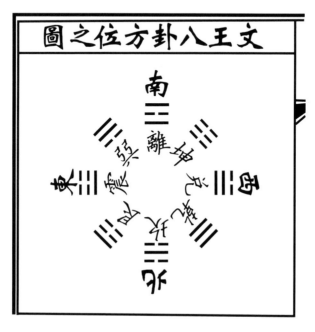

九宫八卦图

从文献考察来看，"五方"观念是"五行"的源头之一，所以依据八卦的方位是可以配以五行的。而且《说卦传》在阐述八卦的取象时，已经说了"乾为金""巽为木""坎为水""离为火"，而其他四卦也隐含了五行属性，如"坤为地""艮为山"，地和山都属土；"兑为毁折，为刚卤"，具有金的属性；"震为决躁，为蕃鲜"，具有木的属性。意思就是乾兑为金，坤艮为土，震巽为木，坎为水，离为火。

《周易·说卦传》第五章有如下介绍。

帝出乎震，齐乎巽，相见乎离，致役乎坤，说言乎兑，战乎乾，劳乎坎，成言乎艮。万物出乎震，震，东方也。齐乎巽，巽，东南也，齐也者，言万物之絜齐也。离也者，明也，万物皆相见，南方之卦也。圣人南面而听天下，向明而治，盖取诸此也。坤也者，地也，万物皆致养焉，故曰致役乎坤。兑，正秋也，万物之所说也，故曰说言乎兑。战乎乾，乾，西北之卦也，言阴阳相薄也。坎者，水也，正北方之卦也，劳卦也，万物之所归也，故曰劳乎坎。艮，东北之卦也，万物之所成终而所成始也，故曰成言乎艮。

◎ 每个方位的人各有养生关键

在《黄帝内经·异法方宜论篇》中提到每个方位的人的特点，结合八卦方位，可以总结每个方位的人的养生关键。

东　方

东方出生之人属震卦，震卦初爻也就是最下边的一爻是阳爻，代表阳气初生，对应春分节气，五行属木。"故东方之域，天地之所始生也，鱼盐之地，海滨傍水，其民食鱼而嗜咸，皆安其处，美其食，鱼者使人热中，盐者胜血，故其民皆黑色疏理，其病皆为痈疡，其治宜砭石，故砭石者，亦从东方来。"东方是阳气生发的地方，而且又接近大海，所以东方的人喜欢吃鱼及咸的食物。水在色属黑，因此东边多接触阳光跟海水的人肤色也就偏黑，他们的肌理疏松，热毒特别容易侵入腠理，再加上盐多血盛，海物又多有发散的功能，人就容易患痈疡等病证。预防治疗一般用砭石，砭石不但可以切开痈疡，而且本身所含的矿物质和微量元素对身体也有诸多好处。而在中医各种治疗方法中，砭石治疗也恰恰来自东方。

说到养生，就要未病先防。既然腠理疏松，就可以用刮痧的办法使身体的湿毒外排。现在不单单是东方，各个地区的人都采用刮痧排毒祛热，疏经通络，这种方法防病治病的效果是很明显的。

西　方

西方出生之人属兑卦，对应秋分节气，五行属金。西方是阳气下降的地方，"金玉之域，沙石之处，天地之所收引也。其民陵居而多风，水土刚强，其民不衣而褐荐，其民华食而脂肥，故邪不能伤其形体，其病生于内，其治宜毒药。故毒药者亦从西方来"。西方的风沙大，是天地收敛引急的地方。人们多居住在山陵等多风、水质土质强硬的地方。吃的都是肥甘肉食，所以体肥多油，这样才能抵御风邪的侵害。这些地方的人发病多在体内，所以一般只能用药物治疗，砭石治疗在西方的作用就不大了。

北　方

北方出生之人属坎卦，对应的是冬至节气，五行属水。北方是阴气最盛的地方，"天地所闭藏之域也。其地高陵居，风寒冰冽，其民乐野处而乳食，脏寒生满病，其治宜灸焫。故灸焫者，亦从北方来"。北方天地闭藏，常处在风寒冰冻之中。这里的人多吃牛乳、羊乳，寒气内入，易生胀满之症，治疗宜用艾灸。

艾灸不但可以治病，还可以强身，可以说是北方人最适用的医疗保健法。多灸足三里及胃经小腿走形的部位，既能强健脾胃功能，又能提高人体的抗病能力。身体虚弱或上了年纪的人都应该试一试，其效甚佳。

南　方

南方出生的人属离卦，对应的是夏至节气，五行属火。南方是阳气最盛的地方，"天地所长养，阳之所盛处也。其地下，水土弱，雾露之所聚也。其民嗜酸而食胕，故其民皆致理而赤色，其病挛痹，其治宜微针。故九针者，亦从南方来"。南方是天地万物长养的地方，土地没有北方那么丰厚，而雾露多积。人们喜欢吃酸的和发酵腐熟的食物，腠理细密而带红色。这里的人容易发生筋脉拘急、关节方面的痹症。治疗上宜用九针。

中　部

在九宫八风图中，"中"是比较独特的，它没有八卦的配属，只是五行属土。"中央者，其地平以湿，天地所以生万物也众。其民食杂而不劳，故其病多痿厥寒热。其治宜导引按蹻，故导引按蹻者，亦从中央出也。"中原地区地势平坦而潮湿。人们吃的食物繁杂，自然条件又没有周边的恶劣，所患疾病多是痿弱、厥逆、寒热等，治疗宜用导引按摩的方法。

其他地方也是如此。比如西北方，在八卦属乾，乾为首，我国西北地区的人患头痛症的比其他地区多，而我国东南沿海及东北、华南地区则为头痛症低发区。其实从现代科学的角度也是讲得通的。东边的人住在海边，吃鱼就比较多，海洋生物里有很多活血抗凝的物质固而少头病。而西北地区的人吃肥甘厚味的食物较多，容易造成血流不畅，血管拘阻，头痛也就不稀奇了。

再比如东南沿海一带，东南是巽，正如乾坤、离坎、艮兑的关系一样，震巽也是一对阴阳，巽为阴，震为阳。且巽五行属木，它是生发条达的方位，不像南方那样属火、纯热。因此东南方的人体质一半是虚亢体质。也就是阴不足，不能制约阳，才使阳性体征显现出来。他们可能会觉得心里烦热，很多人喜饮冷水，脉比较细数。如果采用南方人惯常的饮食养生法就容易损伤东南方人的脾胃。所以我国东南沿海地区有虚亢体质的人应慎食辛温食物，如狗肉、羊肉、龙眼肉等，而应以食果菜加以调养。

东北人与东南人又有不同，北靠练，南靠补。北方很多人都喜欢游冬泳，在冰面上凿洞作池，零下二三十摄氏度也一样游得不亦乐乎。还有很多人是清晨顶霜冒雪去晨练的，中午稍微暖些则有很多老年人三三两两聚在阳光下晒太阳。而南方、东南方的人在夏季则需特别注意进补。台湾就有"入夏补孝父"的说法，就是在立夏的时候给老人进补。江浙一带也有入夏"吃补食"的习俗，当然这种补都是凉补。这其实完全符合《易经》阴阳平衡的理论。自然造物，凡阳者必配以阴，阴者必配以阳，否则不成生命。张景岳也说"阴阳互根，水火同源"。所以北方、东北方的人在寒凉之地反而身强体大，南方、东南方的人体形则相对瘦小。北方人性格豪放直爽，南方人更多的是温婉绵柔。而所谓的阳中求阴、阴中求阳的道理也是如此。

◎ 养生也需要入乡随俗

"五里不同风，十里不同俗。"

入乡理应随俗，当一个人要改变居住环境的时候，需要适应当地的生活。

现在的生活条件使我们改变养生环境成为一种可能。我的父亲就是一个很好的例子。我的老家在徽州，也就是安徽的黄山市，一到冬天，我的父亲就来北京过冬，这是因为南方没有暖气，那种阴寒的气候让人感觉比较冷，而到了北京，有了暖气，再加上这边相对干燥，人的感觉就会舒服很多。

北方人到南方，同样会受到环境、气候的影响，比如说在海边的，东边靠近大海的北方人，会受到湿气的影响而容易患上当地常见的疾病。这也是与环境变化有关系的，就像我们前面说过的"橘生淮南则为橘，生于淮北则为枳"。因此从养生来说出生的地点对体质有影响，而改变生活环境也会影响我们的健康。比如北边坎卦之人，到了南方应该适应南方的饮食。

但是，因为我们先天的体质决定了自己的体质特点，我们就不能盲目地学习别人的养生方法。南方人好喝凉茶，有些北方人到了南方怕中暑，也成天凉茶不离口，尤其是吃辛辣热食时，用凉茶来去火气。但是北方坎卦之人是寒凉体质，多半不是火盛，而是阴虚，显得有些浮热。如果不辨明体质，盲目地入乡随俗，就容易患胃肠道疾病。

这里再次强调，中国的传统思维是整体思维，有了出生的时间和空间，是不是就能确定一个人的体质了呢？这显然还是不够的。

四、人，养生的关键在于认识自己

林黛玉是兑卦之人的绝好例子。很多人觉得很诧异，都说林黛玉是水啊，她那么爱哭，应该是坎卦。我们先看看林黛玉的身体特征——瘦弱、纤秀。她好生气，有些小心眼，薛姨妈送宫花给诸人戴，因为最后一个给她，她很是不高兴，从中不但可以看出她好比较、小心眼的性格，也可看出她极强的自尊心。金主肃杀，给人一种萧条、冷漠之感。林黛玉生性喜散不喜聚，她曾说："人有聚就有散，聚时欢喜，到散时岂不冷清？既清冷则生伤感，所以不如倒是不聚的好。比如那花开时令人爱慕，谢时则增惆怅，所以倒是不开的好。"这样一个聪明、灵秀却又计较、冷漠之人，为兑卦作了最好的诠释。

既然林黛玉属兑卦，那她的身体条件又是怎样的呢？兑在五行属金，金在"呼、笑、歌、哭、呻"五声中主"哭"，在情志中主"悲"，五脏主"肺"，变动主"咳"。这样一来，就很容易看出她的体质特点了。金燥伤肺，所以林黛玉肺痨久咳，到后来肺络破损，时常咯血。

只要我们能判定自己是属于哪一种卦象之人，就可以进行相应的养生调整，对容易受到损害的脏器多加关注。如果林黛玉不是多悲、多哭、多疑、多忌，也就不会对手太阴肺经造成那么大的伤害，轻殒了性命。

从上面的分析来看，人的因素包括了人的体质和人的性格，需要分别从体质和性格来判断八卦，一个是体八卦，一个是用八卦。

《易经》
养生大道

我们在分阴金阳金、阴木阳木、阴土阳土时要注意，它们只是程度不同，而不是性质不同。其既有同一性，又有所区别。属阴比较低沉、柔弱，属阳则更积极向上，更刚强一些。

离卦人

离属火，这个卦象的人头小脚长，上尖下阔，浓眉小耳，精神焕发，面色红赤。而火衰之人则黄瘦尖棱，性子急躁，好争理、喜夸张，具有鼓动性，煽动性极强，说话的时候有一种感染力。

离卦里具有张扬性格特征的人会乐观进取，上进奋发，勇敢无畏，有创见，高度外向。他们很果断，极具说服力，大家都很喜欢与这种人相处。离卦人像火一样的热气腾腾，具有一种感染力，热情奔放，积极乐观，容易与别人融合。

但同时，离卦人也容易有好虚荣、爱面子、贪得无厌、骄傲好斗、好高骛远等缺点。他们像火一样，脾气暴躁，比属木的人更加外向一些。火行的人除热情向上、更加张扬之外，火还最容易动，不太稳重，风一吹就晃。有些火行的人闪烁其词，摇摆不定，一下一个主意，主意来得特别快，但变得也特别快，这是不足之处。

离卦之人一般素体偏热，心火比较亢盛，所以要注意控制自己的情绪，不能过喜过激。所谓养心是除了养身体之心，还要养心灵之心。

坎卦人

坎属水，坎卦之人一般肤色黑，面多皱，头大肩小，体形比较圆润，腹部膨隆，水旺之人面黑有采。

水性润下。所以坎卦之人生性柔和，沉稳安定，滋润祥和，温柔婉约，肯低矮就下，城府较深。水又主智，其性聪，其情善，语言清和，心灵手巧，为人深思熟虑，足智多谋，学识过人，擅精艺术。

坎卦人的不足之处是易自卑，爱哭，懒散混乱，爱生闷气，想得多做得少，消沉抑郁，多忧多虑，一般会性情无常、胆小无略，做事情反反复复。同时，因为适应力太强，所以好搬弄是非，见这个说这个，见那个说那个，有一点飘荡。水行还有一个最大的不足之处，即如果女人属水的话，则水性杨花，就属于动荡。当然女人属水是挺好的，因为水行就是柔弱，但是太过了就不好。当然，任何一行都有它的优点和缺点，当认识到缺点或不足时就要注意改正过来，从而扬长避短。

坎卦主水。这类人一般体质寒凉，毛窍很容易被寒邪所伤，冬天抑或阴冷多雨天，应多注意下肢的保暖。夏季天热的时候也不能大量进食寒凉之物，否则很容易使寒气上行，郁遏在头部，把阳气困在头内，造成头痛等症。

那么坎卦之人如果体质过于寒凉，最简单的养生办法是什么呢？根据坎离水火互藏之理，我们得到离卦中去找解决的办法。附子、肉桂最能补坎中真阳。附子、龙眼肉都盛产于南方，那里阳光充足，阳气旺盛，最能补北方坎之不足。像这样的药品，都是通过益阳达到治阴的目的，又能入心、肾两经，所以效果独到。

乾卦人

乾属阳金。

阳金的人不会变通，往往一条道走到黑，十头牛都难拉回来，情商指数不太高。金行人的性格是果断强势、雷厉风行的，韧性非常强，一旦下定决心很难改变。他们的缺点就在于不太容易变通。如何把握这个度，把握得合适就是优点，把握得不合适太偏了就是缺点，但总体特征是基本不变的，就像秋天一样的肃杀之气，给人一种寒冷的感觉，一看就是不怒而威，虽然没有发怒但是很威严。这种人非常聪明，因为八卦里乾卦和兑卦都属金，考虑问题特别深入，但是把握不好就是钻牛角尖、不太灵活了，而果断过度就是刚愎自用。另外阳金性人仗义疏财，广结善缘，具有远见。

兑卦人

兑属阴金。

阴金之人则比阳金之人多些变通，但也多些冷漠肃杀之气。其头脑聪明，生性爱计较，好比较，嫉妒心强，刻薄尖酸，逞强好胜，小气。阴金之人知廉耻，懂善恶，有极强的自尊心，比阳金之人更为细腻。

属金的人肤色较白，面方，头小，肩背、腹、手足都小，足跟坚实，足骨突出。金盛之人骨肉相称，面方白净，眉高眼深，体健神清。不及者则身材瘦小。

乾、兑所对应的脏腑分别为小肠和肺。金又多为肃杀之气，比较燥，容易伤及肺脏。金行人更能耐受秋冬的寒冷，我国西北地区这种类型的人比较多。形寒迟冷体质的人比东南地区多。

同时像青海、西藏这样的地方，偏痰湿体质的人也很多，这主要与他们的地理方位与饮食习惯关系密切。所以在饮食上不要太过肥甘，应适当地吃些清淡的蔬菜。

震卦人

震属阳木。

震卦人脾气很大，像打雷一样，所以好抗上、不服人、会顶撞他人、宁折不屈。同时其也是浪漫的人，比较豪放，比巽卦之人勇于进取。阳木性人，仁德、正直，有主意，能忍辱，有担当。

巽卦人

巽属阴木。

巽卦和震卦一致，但程度上弱一些，巽卦人稍有一点犹豫不决、拖泥带水，感觉事情不理想时易忧愁、善变，但整体还是积极向上的，只是比震卦人多些柔美。阴木人更多恻隐之心，慈祥恺悌，济物利民，怜孤念寡，悲天悯人。

属木的人面色青、小头、长面孔、肩背宽大、直身、小手足。木盛的人长得风姿秀丽，骨骼修长，手足细腻，口尖发美，面色青白。木衰之人则个子瘦长，头发稀少。木气死绝之人则眉眼不正，项长喉结，肌肉干燥。

震卦、巽卦的人属木，形态上像木一样，得病也是木行方面的疾病，比如说易患肝方面的疾病，所以养生要养肝，尤其是在春天，要特别注意。

他们居于东南方的比较多，能耐春夏，不耐秋冬，身热虚亢体质很突出。

饮食上，由于木行人体质偏阳，进食就宜温凉忌热。东南地区的人，尤其南方人很喜欢喝凉茶，这种习惯的形成与他们所处的地域以及自身的体质是息息相关的。

坤卦人

坤属阴土。

阴土的人保守的程度更大，更加低沉、停滞。容易满足于现状。反应有些迟钝，内向好静。他们不喜欢趋炎附势，也不喜欢弄权玩势，不容易跟别人交际，开拓性也不强。

但他们心地温和，性格宛然，待人诚恳，只要不是特别褊狭，都是可信赖的朋友。

艮卦人

艮属阳土。

阳土性人，信实，宽宏大量，合作互助，稳健和谐，具有责任感，比较宽容、大度、稳健，言必行、行必果，讲诚信。但相较于非土行的其他六卦之人，则比较保守，更加执着，更加木讷，不善变通。

属土的人肤色偏黄，圆脸，头大，肩背丰满而健美，腹部大，下肢从大腿到足踝都很健壮，手足小，肌肉丰厚，全身上下匀称协调。土盛之人圆腰阔鼻，眉清目秀，口才声重。不及人面色忧滞，面扁鼻低。

坤、艮所属脏腑分别为脾和大肠。土行人形盛体实，容易内生郁火，蕴积湿热。土本来是种植庄稼、生长万物的载体，对于人来说，此卦之人得土生化、承载、受纳之功，所以长得比较壮实。

对此两卦的人来说夏季是恢复的好季节，这两卦的人如果生病，应该利用这个时机好好养生。

五、天、地、人综合考虑，准确判断自我属性

◎ 如何准确判断自我属性

在我们判断出自己的天、地、人分别是什么卦象后，就可以综合判断自己的所属了。在这三个卦象中，时与地是不能改变的，可以说与生俱来。我们可以参考这两个要素的八卦所属避免易患的疾病。

而作为人的要素，我们应该以哪个为主呢？又有什么方法可以准确判断呢？

首先列举几种可能性：

一种是天、地、人三种卦是一致的，这样的话判断就没有问题，但这种情况非常少见。

另一种情况是二比一，基本上以相同的两个卦为主，但对于养生来说，重点还要看人的因素，也就是性格和体质的卦象如何，其他的两个卦用于参考。

世界上不可能有两个完全相同的人，而卦只有8个，所以必须细心体会自身的特征，才能不拘泥于理论，科学地、灵活地把易学知识运用于养生。只有自己最了解自己的身体，因此，养生归根究底，是只有自己才能做得最好的事情。

◎ 病由《易》定的曾国藩

清末民间有种说法，叫"西山十戾"，是附会整个清王朝的10个重要人物：多尔衮（熊）、洪承畴（獾）、吴三桂（鹗）、和珅（狼）、海兰察（驴）、年羹尧（猪）、曾国藩（蟒）、张之洞（猴）、慈禧太

后（狐）、袁世凯（癞蛤蟆）。

这些多数是以每个人相貌相近于某一种动物而冠以的外号。其中曾国藩为什么是蟒蛇呢？这还有一段公案。曾国藩是个多顽疾之人，一辈子得了很多不致命但痛苦不堪的病症，最出名的就是"癣疾"。据说他每天早上起床时，床上都会有一层蜕掉的白色皮屑，好像蛇蜕皮一样。而且他的皮肤也是鳞状，活像一条大蟒蛇。这里面当然有人们的附会，但用我们现代人的眼光看，这就是皮肤病。

曾国藩曾在50岁左右时娶过一个小妾，就是帮他洗洗澡、搓搓背，寝枕时挠挠痒的。他自己的日记也经常记载今天痒得重不重、疼不疼，三更睡还是彻夜不寐，看来他被这种病折磨得不轻。

曾国藩的生辰在史料中有明确的记载。辛未年己亥月丙辰日己亥时，也就是辛未年（1811年）十月十一日亥时。1811年是羊年，取数8。

根据天卦的算法：8+10+11+12=41，41除以8，余1，属乾卦。

曾国藩生于湖南，地卦为离卦。

再看他的身容、体质、性格。《清史稿·曾国藩传》记载："国藩为人威重，美须髯，目三角有棱。每对客，注视移时不语，见者悚然，退则记其优劣，无或爽者。"可见，他是个不怒自威、心思很重的人。他对清朝可谓忠，对朋友可谓信，艰苦的创业历程铸造了楚人倔强、执着的地方性格。近世湖湘士人的秉性使他拥有了勇于任事、敢于牺牲的坚韧性格。

有个故事，是对他这种个性很好的说明。曾国藩在围剿太平军时战败，他就回头集结自己的部队，重新组建、操练。吃败仗时他也曾三次要投水自杀，都被人救起。他给皇帝的奏疏上说自己"屡战屡败"，又在其后加了个"屡败屡战"。后世很多人觉得这是在玩文字游戏，掩饰自己的败绩，其实这才是他最贴切的写照，是他坚韧性格的反映。

但同时他又谨小慎微，有时也说人短话、搬弄是非。根据他的体质和性格，可以很容易判断出，他的人卦也是乾卦。

《易经》中的乾卦象征首，象征天，五行属金。曾国藩的天卦就是乾卦，这也使他事业有成，功拜侯爵，成为天下第一名臣。但同时金燥热炎的天时也使他的身体特性与生俱来。如果他生在西北地区还好，可偏偏生在南方地区，再加上自身的体质、个性，真是不得这个病都难。再者，火克金，这也是个很大的问题。若是生在土性的地方，对乾卦的人来讲益处就很多了。

曾国藩是湖南人，地卦是离。离主火，在肢体属目，季节主夏。火为阳性中最烈的一种元素，如果再有湿邪或风邪就很容易使血化热，皮肤遇燥则干，有癣疾也就实属正常了。

曾国藩还有眼疾，土方、偏方都用过，可收效甚微，最后他总结出了一套自己的养生方法，"息必归海，视必垂帘，食必淡节，眠必虚恬"。即气息要进入体内深处再呼出；长时间地看书、观景，必须不忘经常眨眼，让眼皮垂下，闭目养神；饮食要清淡，食量要节制，不要吃得过快、过饱；睡眠时，要将一切烦恼事抛诸脑后，安安稳稳地睡觉。而这种静息平和的养生之法正是阳土的特质。

我们还可以再深入地解析一下。如果曾国藩生在东南地区又会怎样呢？东南是巽，属风。而且东南方人的腠理比较疏松，容易被外邪侵入体表。所以南方、东南方都不是适合乾卦人生活的地方。曾国藩后来带领湘军在东南沿海地区作战，虽然战绩可圈可点，但对他的身体可是一点好处都没有。

从古人的实例中我们可以看出，易之为医是有根据可循的，这位曾文正公身上的诸多顽疾跟他的天、地、人三卦如出一辙。

六、天、地、人三卦的互补养生

天、地、人三卦可能是相同的，但更大部分是不同的，这种不确定性也正是《易经》八卦的魅力与科学性所在。我们用易学、八卦五行来观察自己的健康及养护自己的身体的时候要多思考，总能从中发现自己与他人的不同之处。

比如一个人出生的时间属震，而自己的体质、性格又属离，那就是木生火，耗散会比较多。人卦本是炎上，躁动之象，容易阴虚火旺，患一些心脏方面的疾病，再加上时卦为木，在釜底又加了一把柴，这岂不是越烧越旺吗？这类人一定要注意心理的调适，静能制动，只有心静下来才能使身体的运行随之缓慢下来。再有，离卦人患病最好少食咸，咸属坎，也就是水，克离。总原则是避免克我者，摄取生我者。

这与五行相生相克的关系是一致的。判断克我和我克、生我和我生的关系，或者是比肩，也就是不生不克，就很容易看出天、地、人三卦的内在联系。

再比如，如果你是兑卦之人，除在环境、饮食方面注意外，还可以多结交一些艮卦的人。兑是泽，艮是山。《说卦传》中说："天地定位，山泽通气，雷风相薄，水火不相射，八卦相错。"所谓"山泽通气"，就是指山上的水，下而成泽；泽中之水，上蒸为云，又可化雨而润山。在《易经》中有"损"卦，就是上山下泽，告诉人减损之道。所以，兑卦人如果能与艮卦人相交，就能彼此吸收互补，减损不利的因素，从而达到阴阳的平和。

有的人说，兑卦的人结交震卦的人不是更好吗？震卦之人各方面都比艮卦人繁盛，对兑卦人的影响力不是更大吗？震与艮都是阳卦，且震之阳也确实更为旺盛，但是震为火，艮为土，兑为金。土生金，火克金，震卦人虽也能弥补兑卦人性格方面的不足，但更多的是打击，而不是潜移默化的温性的影响，所以还是不太适宜的。

我们的天卦是固定不变的，生于哪个时代、哪个时节、哪个时辰，也就秉承了当时的各种因素，所以它是我们生的根基。其次就是地卦，但地卦相对来说就要灵活得多，因为即使生在某一处，但成长过程中也可能不生活或少生活在那里，所以虽会受其影响，而影响却可多可少。人卦则是我们可以通过自身的努力去改变的。意识到自己的不足，然后去修复，这才是我们学习八卦的根本目的。

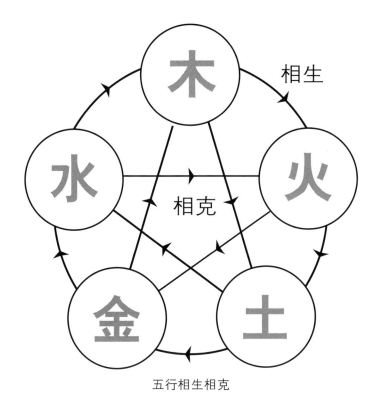

五行相生相克

七、化繁为简，只分阴阳的养生大道

阴阳平和质：阴阳平和质是功能较协调的体质。具有这种体质的人身体强壮，胖瘦适度，或虽胖而不臃滞，虽瘦而有精神；面色与肤色虽有五色之偏，但都明润含蓄，目光有神，性格随和、开朗，食量适中，二便调畅，对自身调节和对外适应能力强。阴阳平和质者，不易感受外邪，少生疾病，即使患病，往往自愈或易于治愈；精力充沛，工作潜力大，夜眠安稳，休息效率高。如后天调养得宜，无暴力外伤或慢性病患，则其体质不易改变，易获长寿。

偏阳质：偏阳质是指具有偏于亢奋、偏热、多动等特性的体质。偏阳质者多见形体偏瘦，但较结实；面色多略偏红或微苍黑，或呈油性皮肤；性格外向，喜动，易急躁，自制力较差；食量较大，消化吸收功能健旺。偏阳质者平时畏热喜冷，或体温略偏高，动则易出汗，喜饮水；精力旺盛，动作敏捷，反应快，性欲旺盛；对风邪、暑邪、热邪的易感性较强，受邪发病后多表现为热证、实证，并化燥、伤阴；皮肤易生疖疮；内伤为病多见火旺、阳亢或兼阴虚之证，容易发生眩晕、头痛、心悸、失眠以及出血等病症。此类体质的人阳气偏亢，多动少静，有耗阴之热。若兼之操劳过度，思虑不节，纵欲失精，则必将加速阴伤，而发展演化为临床常见的阳亢、阴虚、痰火等病理性体质。

偏阴质： 偏阴质是指具有偏阳不足、偏寒、多静等特性的体质。具有这种体质的人多见形体偏胖，但较弱，容易疲劳；面色偏白而欠华；性格内向，喜静少动，或胆小易惊；食量较小，消化吸收功能一般；平时畏寒、喜热，或体温偏低；精力偏弱，动作迟缓，反应较慢。偏阴质者对寒、湿之邪的易感性较强，受邪后多从寒化，表证不发热或发热不高，并易传里或直中内脏；冬天易生冻疮，内伤杂病多见阴盛、阳虚之证；容易发生湿滞、水肿、痰饮、瘀血等病症；阳气偏弱，易致阳气不足，脏腑机能偏弱，水湿内生，从而形成临床常见的阳虚、痰湿、痰饮等病理性体质。

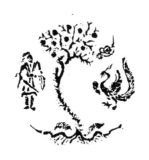

第二章

《易经》八卦的阶段养生

● 十二消息卦体现的生命大周期
● 八卦揭示的阶段养生要点
● 不同阶段，不同的身体特点，
　不同的养生之道

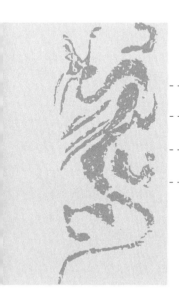

　　《易经》揭示了宇宙大规律，这种规律破解了《黄帝

内经》中的一些难点，比如"女七男八"等问题。《易经》

《黄帝内经》两者相互融合，揭示人生不同阶段的身体特

点，指导我们有的放矢地养生，提高自身的自愈力。

一、从长女配少男的悲剧电影
《落山风》中看八卦配属

　　台湾著名小说家汪笨湖的《落山风》被拍成过不同版本的电影，事隔20年还是不时有人提起。如果是懂《易经》的人，光看名字大概就能看出个梗概。

　　《落山风》其实就是《易经》里的一卦。山为艮（☶），风为巽（☴），风落山下，构成蛊卦（䷑）。蛊有蛊惑的意思。为什么山下有风就是蛊呢？因为风在山下，而不是在山上刮，被山挡住了，那么久而久之就不舒畅了，就一定被蛊坏了。艮在家庭中为少男，巽为长女。年纪小的男人被年纪大的女人所迷惑，然后颠三倒四，这个男人就萎靡不振，出现了蛊的情况。《左传》中有一个"医和视疾"的故事，非常有名。晋侯有疾，秦伯派神医医和去诊治，医和诊断后对晋侯说："您这病是因为女色啊，是蛊病。一不是鬼怪作祟，二不是伤于饮食，而是被女色所迷惑。"晋侯问："难道女色不能亲近？"医和回答说："当然可以亲近，但是要有节制。"后来赵孟问医和什么是蛊，医和说："淫溺惑乱就会生蛊，在《易经》里，女子迷惑男人，风落山下，这就叫作蛊。"这种蛊病用药是治不了根的，只能靠改变生活方式来调养。这一卦我在《〈易经〉感悟》一书中有更详细的讲解。

那么现在我们是不是对《落山风》的内容猜到个大概了呢？它讲的是一个少男与熟女的爱情悲剧。一个正值青春期，本就充满了迷惘的男孩，被祖母送到山上的尼姑庵温书，准备考大学，同时庵里还住着一位因被指不能生育而被婆家嫌弃，无奈之下想出家的女子。男孩为女子的温情与自身的情欲所惑，偷食了禁果。当女子经过痛苦挣扎想结束这段感情的时候，男孩的迷惘达到了极致，觉得整个人生都无趣了，最后他选择了结束生命。

这并不是说女大男小就是爱情悲剧，现代社会中年龄的差别已经不是爱情的阻力了。只是从这个卦中我们可以看出男女与所配数字的微妙关系。

巽为长女，后天八卦配数字4；艮为少男，后天八卦配数字8；兑为少女，后天八卦配数字7。

后天八卦男女配卦

卦名	乾	坤	震	巽	坎	离	艮	兑
卦序	父	母	长男	长女	中男	中女	少男	少女
后天卦数	6	2	3	4	1	9	8	7

由此可见，7和8在《周易》里即为男女初始的参数。我们在就易谈医时也就不可避免地以7、8为基数，来透视人的整个生命过程。

《易经》
养生大道

二、女七男八的奥秘，阶段养生的关键

大家都听说过"七七八八"吧，这是什么意思呢？这跟易数有关。《黄帝内经》对它有详细说明。

> 女子七岁肾气盛，齿更发长；二七而天癸至，任脉通，太冲脉盛，月事以时下，故有子；三七肾气平均，故真牙生而长极；四七筋骨坚，发长极，身体盛壮；五七阳明脉衰，面始焦，发始堕；六七三阳脉衰于上，面皆焦，发始白；七七任脉虚，太冲脉衰少，天癸竭，地道不通，故形坏而无子也。丈夫八岁肾气实，发长齿更；二八肾气盛，天癸至，精气溢泻，阴阳和，故能有子；三八肾气平均，筋骨劲强，故真牙生而长极；四八筋骨隆盛，肌肉满壮；五八肾气衰，发堕齿槁；六八阳气衰竭于上，面焦，发鬓颁白；七八肝气衰，筋不能动，天癸竭，精少，肾脏衰，形体皆极；八八则齿发去。肾者主水，受五脏六腑之精而藏之，故五脏盛，乃能泻；今五脏皆衰，筋骨解堕，天癸尽矣，故发鬓白，身体重，行步不正，而无子耳。
>
> ——《素问·上古天真论》

现在很多人都知道"天癸"这个词。"天癸"的"天"意思是先天的、天然的，也是第一位的。"癸"字，在甲骨文当中写作"𬺈"，像四面八方的水聚集在中央的形状。"癸"在天干当中是最后一个，和第九的"壬"都是属水的，意思是呈现水的形状。

中国古代圣人说"天一生水"，"一曰水"。水是第一位的，是生命之源。古希腊的第一个哲学命题也是"水为万物的本原"。

《黄帝内经》认为人体五脏中肾为水，肾为先天之本，是生命的基础。"天癸"就是先天肾精当中产生的，是肾气充足到一定程

度的产物，是具有生殖能力的一种物质。这种物质就像水一样，像四面八方的水聚集在中央，表示水的充盈、精气的旺盛。有了"天癸"这种物质就可以使人生孩子。所以"天癸"是主导人生殖的一种物质，没有天癸，人就不能生孩子。

◎ 少女兑卦：女子"七岁"一周期

先说女子，女子是以"七岁"为一周期的。

"一七"即7岁时，肾气就开始旺盛，牙齿开始换了，头发开始生长。

"二七"即14岁时，因为有了"天癸"，所以这个时候能生孩子。天癸一般是在14岁的时候出现，好多人就想到是不是月经就是天癸？当然不是。月经只是"天癸至"的一种表现形式，它本身不是天癸。天癸是一种主宰生殖能力的物质，而月经是排泄掉的废血。《黄帝内经》中提到的"月事以时下"中的"月事"就是月经，意为月经按时而下。此时"任脉通"，任脉是人体正中、正前方的一条经脉，后背正中的经脉叫督脉。这个"任"字，可以通"女"字旁的"妊"字，表明它有主宰怀孕的功能。"太冲脉盛"中提到的太冲脉，就是奇经八脉里一条叫冲脉的经脉。这条脉很重要，它是十二经脉之海。冲脉从少腹内起于肾下，出于气街，进入胞中，即女子的子宫，男子的精室；从胞中出来，沿着大腿内侧的根部，然后往上行，到上面和肾脉合在一起，继续往上走；经过肚脐两旁，上到胸部就发散开来，散开以后继续往上行，可以绕到嘴唇。这其中，气往上行到胸部的时候，女子的第二性征就凸显出来，乳房隆起；气继续往上行绕嘴唇一周，男子的胡子就开始长出来。所以男女性征都跟太冲脉的盛衰有关系。太冲脉与肾气有一段相连，所以也主管人的生殖。女子一般到了14岁的时候太冲脉旺盛，就能生孩子，所以"二七"这个阶段很重要。

"三七"即21岁时，肾气就开始平衡、平稳了。因此"真牙生而长极"，这个"真牙"就是俗称的智齿，此时会长出智齿，表明已长到了极点，也就是到21岁的时候，女子快要长到头了。

"四七"即28岁时，女子的筋骨坚强了。《黄帝内经》说"肝主筋，肾主骨"意思是此时肝气和肾气达到强盛。还表现为头发长到极点，身体也最强壮。

"五七"即35岁时，"阳明脉衰"。足阳明是胃经，手阳明是大肠经，这两条经脉循行于手和脚的外侧，汇聚于头面部，这里是指胃和大肠的精气开始衰竭了，面容开始憔悴了，头发开始掉落了。头发是什么，头发叫"血之余"，头发的盛衰是血气盛衰的表现。头发跟肾脏有关系，头发掉落，表示肾气开始衰落。

"六七"即42岁时，终于连头部的三阳脉（包括手三阳和足三阳）都开始衰落，面色枯槁，头发白了。

"七七"即49岁时，任脉开始虚弱了，太冲脉也衰微了。这个时候有一点很重要，就是不能生孩子了。因为"天癸"没有了，"天癸"是主宰生殖的，没有"天癸"就不能怀孕，不能生孩子。所以，49岁对女子来说就是绝经期、更年期，就开始衰老了。

◎ **少男艮卦：男子"八岁"一周期**

《上古天真论》中说男子是以八岁为周期的。

"一八"即男子到8岁的时候，肾气开始充实，"发长齿更"。

头发茂盛，牙齿更换。

"二八"即16岁时，男子的"天癸"也就是主宰男子生殖能力的基本物质开始出现，阴阳调和，男女和合，就能生孩子了。

"三八"即24岁时，男子肾气平和、均衡，具体表现为智齿开始长出来了，身高也达到极限。

"四八"即32岁时，筋骨强盛，也就是肝肾功能强盛。同时，肌肉也健壮了，生命力达到极点，所以接下来就要衰落了。

"五八"即40岁时，肾气开始衰落，具体的表现就是头发脱落。

"六八"即48岁时，头面部的三阳经气衰微，脸色枯焦，头发变得花白。有一句老话："花不花，四十八。"意思就是人到48岁的时候眼睛会变成"老花眼"，如果这时候还没有"老花眼"，那么以后一般也就不会再有了。

"七八"即56岁时，肝气衰微，筋脉迟缓，行动不便，天癸开始衰竭。主管生殖的精气不充足，肾脏功能减退，形体各部分都出现衰竭现象。对于男子来说56岁是一个坎，因为这个时候主宰人生殖的天癸开始枯竭了。

"八八"即64岁时，牙齿、头发都脱落了，天癸就彻底尽了，也就没有了生殖能力。

天癸绝了以后还能不能生孩子？有的男性年龄超过64岁还具有生育能力，这是什么原因呢？具有生育能力，一般男子也不会超过"八八"，女子不会超过"七七"，因为这个时候天地的精气都绝了，也就是男女的天癸都绝了。从这里可以看出，女子49岁是不变的，男子则变了，可以从56岁延后到64岁，往后顺延了一个阶段。但如果这个人养生得法、养生有道，虽然超过64岁，形态衰落，但精气神还在，天癸还没有绝，就照样具有生殖能力。

以"七岁""八岁"为一个周期，是由肾气的盛衰、天癸来决定的。可能有的人会说，这不对吧，我怎么不是14岁来月经的？我怎么不是16岁开始遗精的？的确，女性来月经的时间不完全都是14岁，男性开始遗精的时间也不一定都是16岁，但是基本上是在这一阶段，相差无几。可见，这种生命周期除与人体本身正常的生理周期相吻合外，还和宇宙自然大规律有关系。

《黄帝内经》是从生殖能力的角度，也就是从天癸的角度来讲述人的生命周期的，所以女子到56岁、男子到64岁以后的人生阶段就没有记述了。但作为养生，我们更关注的是人从生到死整个的节序，所以时间就会更长。

◎ 十二辟卦配天癸

> 圣人因阴阳起消息，立乾坤以统天地。
>
> ——《易纬·乾凿度》

《易经》中有十二个卦，用于表明自然界阴阳消长的信息，称为"十二消息卦"，"消息"也就是消长。这十二卦也叫作"十二辟卦"。有个词叫"复辟"，就是恢复帝制，"辟"就是君主，就是帝王。可见这十二个卦是多么重要，它是六十四卦的君主卦。

所谓"消息"是针对阳气来说的，"消"指阳爻消退，阴爻生长；"息"指阳爻生长，阴爻消退。比如十二消息卦中的第一个卦——复卦（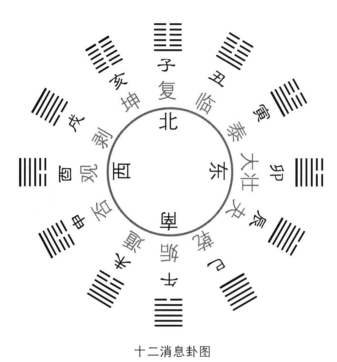），最下面是一个阳爻，就是阳气开始上升，阴气开始褪去，所以是息。当然阴阳的消长是相对的，阳消必定阴息，阳息必定阴消。这就是老百姓都知道的阴盛则阳衰、阳盛则阴衰的道理。

十二消息卦图

十二消息卦人生周期表

	复	临	泰	大壮	夬	乾	姤	遁	否	观	剥	坤
男	0~8	9~16	17~24	25~32	33~40	41~48	49~56	57~64	65~72	73~80	81~88	89~96
女	0~7	8~14	15~21	22~28	29~35	36~42	43~49	50~56	57~63	64~70	71~77	78~84

中医中独特的医疗观和医疗方式就是从人与天地相应的整体观来考察人的生命现象的，虽然天癸在女子"七七"、男子"八八"时已经尽了，但人的生命过程并没有结束。所以如果用表明万物由生到灭、由灭复生的十二消息卦来解读女七男八的生命节律的话，会更精准、更科学。

◎ 养生就是延缓生命变化的过程

无论我们从天癸、八卦、十二消息卦还是六十四卦来划分，其实都是把它们看成人生的次序。比如文王的六十四卦，从乾卦、坤卦开始，乾坤象征父母；往后有屯卦，有父母了，新的生命就可以诞生了；往后又是蒙卦，代表人的蒙昧阶段。依此而下，正符合人一生的规律。养生要达到的目的是健康、延年。其实用易经的眼光来看，就是延缓生命的变化，延长生命的周期。人处于上升阶段，最终达到巅峰的大壮卦时期，也就是男子的25~32岁、女子的22~28岁。如果我们能延长这个阶段，使身体的机能在这个时期后还能不断增强，那衰老的过程也就相应地延后了，这不就达到我们的目的了吗？如果在姤卦时期调整好自己的心理状态和生活习惯，就会在未来的几十年，拥有健康快乐的老年生活。

下面分别叙述各个人生阶段的特点、规律以及养生的方法。

三、一阳来复：一生盛衰在幼时

现在大部分人的观念是老年人才养生，其实这是亡羊补牢的做法。人的身体禀赋从出生，或者更确切地说是从受精成胎时就决定了的。所以养生就要从幼儿开始，甚至从父母开始。现在很多孩子都是爷爷奶奶在照顾，我们成年人在保养自己的同时，也要关注家里的孩子，让他有一个好的开始、一个好的身体，这不是比给他什么都强吗？

人与鹿、马等动物有很大差别。鹿、马这些动物生下来就能站立，不用几个小时就会走，皮毛也都比较茂盛，它们在胎里已经发育得很完全了。但是人不一样，生下来时目不能视、口不能言、股不能立、足不能行，脏腑也非常柔弱，必须完全依赖别人的照顾才能存活。

这正符合复卦的特征。有一个成语叫"一阳来复"，它下面是震卦，震在季节中主春，是阳气开始复苏，生命刚刚开始的征象。复卦的第一爻是阳爻，而其他五爻都是阴爻，说明这个时期阳气还极为虚弱，因此养生时要敛住这点阳气，使之不外泄。

那怎样才能敛住这么一点点宝贵的阳气呢？我们先要弄明白这点儿阳气在哪里。幼儿的身体有两个地方是需要特别保护的，一个是腹部，一个是背部。小孩的背部要有衣物保护，但是又不能过暖，而且要经常见风。等到大一点了，肌肉长得比较结实了，皮肤也比较致密了，就不能总在屋子里待着，要出去晒晒太阳，不然筋骨就会脆弱，不强壮。3岁以下的幼儿肚子不要贴地。很多小孩喜欢在地上爬，有些家长也不管，其实这是很不好的。小孩的很多病都跟脾胃有关，肚腹贴地很容易伤到脾胃之气。

明朝的大医家张景岳在《景岳全书》中有这样的记载："小儿气血未充，而一生盛衰之基，全在幼时，此饮食之宜调，而药饵尤当慎也。"就是说小的时候是人以后一生健康的根基所在，但这个时候气血还不充盈，身体机能还不健全，这个时期饮食调节是最为关键的，使用药物也要特别谨慎。其实就是告诉我们，平时最好不要老让孩子生病，更不要像大人一样，生病后依赖药物来治疗。

吃什么、怎么吃在小时候都是很讲究的。小孩刚生下来没有尝过五味，所以有些人用黄连水先给小孩净口，让他们先苦后甜。其实不宜过早给小孩吃味道过重的东西，一方面是如果吃到厚味了，那他就很难再接受没有味道的东西了，对以后的喂养不利；另一方面就是如果小孩有偏嗜，特别喜欢吃某一种味道的东西，那一定会得病。

张景岳说他有个姓王的朋友，小时候特别喜欢吃甜的东西，家里人很担心。甜属土，土克水，甜食太过不但对牙齿不好，而且对肾也很不好。肾主骨生髓，甜食太过就会骨痛发落，所以家人不想让他吃得太多。有一天他又要吃糖，突然看见糖里面有一条蚯蚓的头扭来扭去地正要伸出来，这小孩吓了一跳，以后再也不敢吃了。等长大后才知道，那是大人故意吓唬他的，目的就是为了让他少吃甜物。

如果小孩饮食习惯不好，大人可以找一些类似的办法，巧妙地帮助其改正，在小时候就养成良好的饮食习惯。

除注意养护阳气，调节饮食外，还要勤揉肚腹，多给小孩做按摩，不但有利于身体骨骼的发育，而且能避免很多疾病的发生。还要注意给小孩洗澡的时间不能过长，复卦那一点点纯阳之气很容易为水所伤，一旦受伤又不像后天之阳那样容易补救，所以要慎之又慎。

四、气血鼎盛：青年人的养生

有一句老话，叫"身后有余忘缩手，眼前无路想回头"。意思是说人们风光时，往往想不到以后的烦难，所以不给自己留下余地；等到身陷困境，想要回头的时候，却为时晚矣。

每个正值鼎盛之年的人都应该用这句话时常警醒自己，有这个年龄段孩子的家庭，父母也要提醒他们，因为这个时期看似光鲜，却又危机重重。就像一块肥沃的土地，虽然现在庄稼长势旺盛，但如果不注意保养，用不了多久就可能变成一块贫瘠的盐碱地。

一个人身体机能的最佳时段是什么时候？就是由泰卦开始，向大壮卦转变的时期，一旦过了大壮，身体就开始走下坡路了。

有一个大家都知道的成语，叫"三羊开泰"，其实应该是"三阳开泰"，就是三根阳爻开出一个泰卦。泰卦（䷊）下面是三根阳爻，上面是三根阴爻。下为乾，上为坤，地在上，天在下。这里的天指天气、阳气，地指地气、阴气，而不是天与地的实体。天之气是上升的，地之气是下降的。就像盘古开天地一样，万物始于混沌，盘古开天辟地，清气上浮为天，浊气下沉为地。这样一上一下，时间没有阻塞，沟通了，交流了，因此就通泰了。与泰卦相反的一卦叫否卦（☷☰）。有个成语叫"否极泰来"，说明否是个不好的卦，是一种阻塞的状态。中医上也有种病叫"痞"，是脾胃病中常见的病症，它是由于气机阻滞、升降失常，胃里的食物，也就是浊阴不能下行到肠，脾的清阳之气又不能上升导致的。患这种病的人会觉得胸腹胀满，很不舒服。引起这种情况的原因有很多，治疗方法也不尽相同，如对于心肾不交型的病证可以用"交泰丸"来治疗。交泰，顾名思义就是让天地通了，让该上去的能上去，该下来的能下来。所以，泰卦是一个好卦，或者说是一个吉卦。处在这个年龄段的人就身体素质来讲，可谓"赫日自当中"。

而大壮卦（☳☰）呢，光看这个卦名就知道了，它表示事物正在发展阶段，要保住这种强盛的势头。大壮卦在十二消息卦中是阳气上升的第四个阶段。上面是震卦，也就是雷，下卦是天，雷声动天，何其强盛。但"创业易，守成难"，大壮卦告诉我们不要显示实力，依仗这种强大为所欲为，而要韬光养晦，这样才能长久。

处在这样一个风华正茂的年龄段，想要养生是最困难的。就好像让一个不疼不痒的人吃汤药，让青年人养生，无论从心理上还是从实际情况来看，都是很难被接受的，这也就是青年很难养生的一个原因。

青年人喜欢贪图一时痛快、追求刺激，经常通宵达旦、毫无顾忌地玩。同样，事业也处在奋斗期，工作起来加班加点，像一台不用休息的永动机。早饭不吃或啃面包，午饭是快餐，晚饭要么吃方便面要么陪客户大吃大喝。这就是现在很多年轻人的生存状态，而那些古老的养生方法他们中95%的人是做不到的。

其实青年人养生与老年人养生不同，他们有自己明显的特点，做起来也不见得很难。

◎ 青年养生的三戒与三慎

戒过，戒躁，戒逞强；慎穿，慎补，慎行房。

三戒之一：戒过

阴阳平衡是易的养生之道，青年人凡事多有过之而无不及，做事很难把握度。吸烟、喝酒图痛快，好比拼；工作、娱乐起来不分昼夜；要么坐在办公室一动不动，要么到健身房锻炼到肌肉酸痛。这些都是过的表现。解决这个问题的方法很简单，即凡事都少那么一点点。即使有十成的酒量，少喝几口又何妨？即便能熬通宵，早睡几个小时岂不更舒服？在这个阳气最充盈的时期，不加以培持，一旦到阳气衰退的时候，就会迅急无比，想留都留不住了。

三戒之二：戒躁

要让年轻人做到《黄帝内经》中所说的"恬淡虚无""精神内守"似乎太难了。但年轻人本来气血充盈，如果躁动太多，就会阳亢于外，气机逆乱。为什么强调戒躁，因为我们本来就生活在一个浮躁的社会中，人们耐不住寂寞，也受不了诱惑。现代人的体质又是多阳少阴，所以容易引起阳偏盛的疾病。年轻时如果能心态平和点，就是为后半生种了一块福田，不但不易被喜、怒、哀、乐这样的情志所伤，而且还能有效控制住阳气，也就找到了掌控健康的钥匙。

三戒之三：戒逞强

为什么把戒逞强作为青年人养生的一个方面来说呢？逞强本身好像并不会伤害健康，但我们回想一下以前自己做过的事，思考一下就知道了。比如酒桌上，你喝一杯，我喝一瓶；你喝一瓶，好，我喝一盆。一些年轻人吃冰棍，比谁吃得多，有的年轻男性连着能吃十几二十根。工作的时候从不说自己不能做，再多再累也要硬着头皮做完。有些女性还有不输男性的心理，不光在工作上，在生活上也是，即使在生理期也硬扛，不知道保养。这都是落下病根的原因。所以逞强跟要强不一样，它是会在不知不觉中毁坏健康的一种因素。对于不怎么在意自身，而更多地在意别人看法的年轻人来说，这是一个很大的误区。一般我们在介绍健康知识、介绍养生的时候往往将它忽略掉了，所以我要特别说明一下，这是健康的大忌。

三慎之一：慎穿

3月，春寒料峭，路上却有很多只穿一双丝袜，膝盖一点保护遮挡都没有的女孩。膝盖是很多块骨头衔接的地方，缝隙特别多，风寒之邪轻易就能窜入，一旦寒凝于内，气血就不能交通了，到年老的时候就会痛苦不堪。

我们在讲泰卦的时候说过上下相交，阴阳通气。穿衣服的时候也是这样。比如穿裤子不要太紧，而年轻人则多喜欢穿很紧身的牛仔裤，内衣也是包裹得很密实。

皮肤是有毛孔的，是用来通气的，如下体的部位本就容易潮湿，而且对温度也很敏感，又惧怕摩擦，若穿得过紧就会使湿热之气郁滞在里面，容易诱发很多疾病，严重的还会影响生育。

所以，穿着不能总跟着潮流，要本着先健康后美丽的原则。如果只能美丽个十几二十年，而后面的三四十年都要痛苦地度过，还是应该好好权衡一下得失。

三慎之二：慎补

我们先看看《红楼梦》里的人都是怎么治病的。巧姐病的时候，太医说："只要清清净净地饿两顿就好了。"晴雯得病的时候，又说："此症虽重，幸亏她素昔是个使力不使心的，再者素昔饮食清淡饥饱无伤。这贾宅中的秘法，无论上下，只一略有些伤风咳嗽，总以净饿为主，次则服药。"《素问·生气通天论篇》中说"膏粱之变，足生大丁"。跟以前食不果腹的情况不同，现代人多膏粱之体，也就是养尊处优，身无真病的人，一般是营养过剩的多，营养不足的少。所以补益时要格外注意，要选对，要适量。总的原则就是不虚不补。

年轻人如果饮食、作息正常，基本不会特别缺失什么。尤其这个时期人体正是气血津液充沛的时候，这样的阳性之体不宜再服补药补品。但如果熬夜多，蔬菜水果吃得少，从事一些对身体伤害性大的特殊行业等，可以适当地选择一些符合自己特征的补品进行补充。

养生不等于吃补品。自秦始皇以后，中国那么多皇帝的饮食都是山珍海味、人参鹿茸，但寿夭的远比寿长的多。如果在深山老林，粗茶淡饭的人哪有条件进补？可日出而作，日落而息，三餐有时，一样活过天年。

三慎之三：慎行房

所谓慎，一是要慎在卫生，二是要慎劳神过度。

泰、大壮时期是人体天癸最充盈的时候，所以一般都在这个时间段繁育后代。此时期父精母血足，孩子的先天禀赋也就好，能健康、聪明。也正是因为天癸的最大化，使得人在这个时期总是充满了欲望，再加上保健预防知识不足，身体常受到不可逆转的损害。

房事的频率以多长时间一次为宜，各人有各人的不同。只要腰腿不觉得酸软，第二天不觉得太累，精神不萎靡，做事情时还是精神奕奕也就没什么大碍。房事过度会伤害肾精，无论男女都是如此。以前房劳也叫"肾劳"，肾藏精，如果这些精都耗泄了，人就会过早地衰老。肾里面的精可不是我们吃饭就能补回来的水谷精微。天癸就像是母鸡，好好地保护、喂养，我们就每天都可以吃到鸡蛋，可如果先把母鸡杀了，杀鸡取卵，那可是连神仙都没办法挽救了。这可不单单是说男性，女性也如此。

这里教给大家一个有效的保健方法，还可以治疗一些慢性疾病。方法简单，我教很多人用过，效果大大出乎他们的意料。

在我们小腿内侧有一个肝脾肾三条阴经交会的地方，足太阴脾经、足少阴肾经、足厥阴肝经交会在这个点上。脾统血，就像一个闸门，能够控制血的正常运行，脾健康，血就不外泄；肾藏精，就是男女的先天之精，这个精可不是用之不竭的，肾不闭藏，这个精的闸门也就起不到作用了；肝藏血，就像一个储藏血的容器，外面的血少了，它就多放出去一点，让我们始终有充足的血可以使用。这三条重要的阴经在小腿内侧踝骨上三寸、胫骨的后面交会，这个重要的穴位，叫三阴交。它上面还有两个穴位，为阴陵泉穴和血海穴。

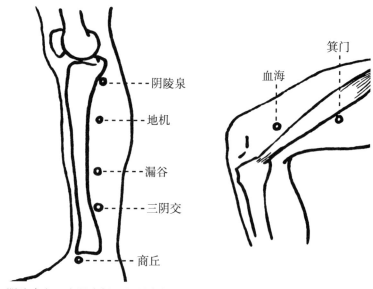

阴陵泉穴：小腿内侧，胫骨内侧髁后下方凹陷处。血海穴：屈膝，大腿内侧，髌底内侧端上二寸，股四头肌内侧头隆起处。

阴陵泉穴、血海穴

与肾精和血有关系的病症都可以通过按摩这三个穴位来治疗养护，虽然靠按摩是不能治愈一切疑难杂症的，但用来养生保健，治疗一些慢性精血病还是很有效果的。比如痛经，除了经期，其他时间可以每天按半个小时，如果是身体寒、湿，还可以到药房买几根既便宜又好用的艾条，回家自己灸一下，只要坚持做、认真做，效果就非同一般。其他如闭经、月经不调、赤白带，都可以用这个方法治疗。不仅女性，这个方法对于男性同样适用，肾不藏精的病症如遗精、早泄等，都是我们所说的那个闸门出现了问题，也可以通过按摩这三个穴位来做保健。

当我们还年轻，或者没到天癸绝的时候就出现了这方面问题时，我们首先要反省自己，这宝贵的天癸不是地里的庄稼，种了就长，它是我们的父母把我们带到世上时附赠的最宝贵的礼物，一旦过量使用，就再也追不回了。

五、女子35岁、男子40岁，健康的第一个转折期

◎ 夬卦与乾卦，天癸盛衰记

女子35岁、男子40岁是由夬卦向乾卦过渡的阶段。夬卦给我们描述的是一场战争：现在王朝受到来自外方的威胁，是战还是不战？马上就战，不一定会取得胜利，但也不能放弃，而要继续前行。战争中有很多不利的因素，既要警惕又要小心。如果能决断并且以德服人的话，结果还是会很完满的。

我们把这个卦放到人身上来看是什么意思。处在夬卦时期，是我们的身体受到挑战的时期，马上就要到由盛转衰的乾卦，这时我们要如何应对？第一，要坚定保持健康的信念；第二，即使现在情况不好也不要放弃，要相信还有回旋的余地；第三，不能冒进，要远离不利因素。

乾卦是至刚之卦，六爻全阳，已经达到了极点。物极必反，接下来的命运必然是由盛转衰。我们要注意的是最上面的一个阳爻，这一爻说明了一个大道理，叫"亢龙有悔"。龙飞得极高，升腾得太快，最后有了悔意。这说明刚健太过，不久以后就要衰落。当然

有"悔"就有希望，悔是处于盛位时的最佳选择。我们可以想想，有几个事业、年龄都处在鼎盛时期的人会"三省吾身"，心存悔意呢？

◎ 转折期的养生法门

> 三十岁，五脏大定，肌肉坚固，血脉盛满，故好步。四十岁，五脏六腑，十二经脉，皆大盛以平定，腠理始疏，荣华颓露，发颇斑白，平盛不摇，故好坐。
>
> ——《灵枢经·天年篇》

这是说人到了30岁，五脏已经大为安定，肌肉坚固，血脉充盛，所以爱好散步。到了40岁，五脏六腑十二经脉都盛大安定，腠理开始疏松，颜面的荣华逐渐衰落，鬓发开始变白，精气由平定盛满转变为不能动摇的状态，所以爱好端坐。

中医认为，女子35岁、男子40岁以后，就会出现衰老的迹象，从养生的角度来看，要注意保养身体。

从这个阶段开始，男性与女性的差异也在逐渐扩大，直到遁卦后期，才开始合流。所以男女的养生也要分别对待，不能一概而论。

◎ 女子养生五不食

这个年龄段的女性，已多为人妻、人母。她们同在家做女孩时已经截然不同了，要操持家务，更重要的是以前吃家里煮的饭，现在则要煮饭给家人吃。所以不论从自身角度还是从家庭角度来看，这时期的女性在饮食上的观念对一家人的健康是极为重要的。而由于生活的历练，她们又不像在家做女孩时对饮食那么挑剔，在不知不觉中会忽略一些影响健康的细节。

《论语·乡党》中有一段很出名的关于饮食健康的话，人们也称其为"十不食"。

食饐而餲，鱼馁而肉败，不食。色恶，不食。臭恶，不食。失饪，不食。不时，不食。割不正，不食。不得其酱，不食。肉虽多，不使胜食气。唯酒无量，不及乱。沽酒市脯，不食。不撤姜食，不多食。

——《论语·乡党》

这段话的意思是，凡是饭菜因久放，味道变了，鱼烂了，肉腐败了，不要吃；饭菜的颜色变了不吃；饭菜的味道变臭了不吃；饭菜煮得不熟或过熟都不要吃；不是吃饭的正餐时间不吃；不按照正规方法割肉不吃。放的调味品不适合不吃；肉不要吃太多，不要比吃青菜米饭还多；至于饮酒，虽没有明确的限制，但也不要喝醉，以酒后不捣乱、不闹事为原则；街市上买的酒和肉干是不洁净的，所以不要吃；姜要有但也不要多吃。

孔子所说的这些禁忌是针对当时的祭祀说的，但跟健康也有很大的关系，对我们的启发很大。针对35岁以后的女性，我提出"五不食"的观点，大家可以对照一下，看看在日常生活中是否注意到了这些问题。

剩饭不食

我见过很多在这个年龄段发福的女性，她们常提起一件事，就是家里吃饭时经常会剩下一点饭菜，扔掉很可惜，留着又不值得，干脆就多吃两口，吃完算了。还有一些菜很贵，即使稍微有点变质，只要问题不太大，也将就着吃掉。这对于女性来说可是很不好的习惯。"饥饱劳役"在中医来说是个很重要的病机，我们吃饭吃十分饱的时候本来就已经给脾胃带来负担了，"再多吃两口"这种习惯可千万要不得，尤其是天长日久会使饮食积聚，给各个脏器都造成负担。35岁以后的女人发胖，很重要的一个原因就是吃剩饭。这可不是危言耸听，女性朋友用在减肥看病上的钱可比扔一点剩菜剩饭的钱多多了。当然，最好的方法还是做菜要适量，既不浪费，又对健康有好处。

不当季不食

《史记·太史公自序》中说："夫春生夏长，秋收冬藏，此天道之大经也。弗顺则无以为天下纲纪。"这是说万事万物都有个规律性，该生自然就生了，该熟自然就熟了，这就是天道，是自然变化的依据。但现代的技术这么发达，冬天也有长得很大的草莓，都快跟苹果一样大了；一年四季都能吃到西红柿和绿色蔬菜。尤其是有小孩的家庭，总会买一些孩子喜欢吃的不当季的水果。吃这些非自然生成的东西，危害性太大了。从结果到成熟都没有经过日光照射的食物，得用多少化学物质把它们催大？我们吃的只是个样子，它们不但没有当季食物鲜美的味道，而且更没有营养价值。孩子吃了容易早熟，大人吃了身体机能容易紊乱。就像以前老人说的，不见天的蛋不能吃，就是因为它们没有经过阴阳融合的过程，没见到阳气，不是大自然赐给我们的好食物。所以能不吃就尽量不要吃这些看似漂亮，却既没口感也没营养的食物。

不净不食

不净不食包含两个方面的内容。首先是没清洁过的东西不能吃，其次是虽用洗涤用品清洁过，但是洗涤用品没有冲洗干净的也不能吃。现在我们都会用一些洗洁精之类的化学制剂清洗餐具，一是干净，二是方便，不会残留油脂，也不用反复地擦洗。日本有个词叫"经皮毒"，就是说很多化学物质都会通过我们的皮肤、口、鼻等渗透到我们的身体里。其实用一两次可能没什么，但是如果一个孩子从出生就开始吃洗洁精洗的食物，用洗洁精洗过的碗、盘，那么一辈子要有多少这种毒素进入体内啊。预防这种不健康生活的办法，一是选取植物性的洗涤用品，比较自然，毒害少；二是不要每次都用，如果碗筷没有多少油就用清水刷一刷，也一样干净；三是多冲洗，别怕麻烦，怕麻烦就要多受罪。

添加剂过多不食

我们在商场买食物的时候尽量不要选那些含防腐剂、添加剂多的食物，虽然这些对于人体来说基本是安全的，但大多还是人工合成的化学物质，对健康有害无益。我们在选择食物的时候，其实只要遵循最原始的规律就可以了。现代人把自然规律打破得太多，疾病也就乘虚而入，凡破天道处必有恶疾。

过量不食

前面我们说不吃剩饭的时候谈过食不过量的问题，食不过量也包括两个方面，一是不能吃得太多，二是同一种味道的食物不能吃得太多。

有的人多吃完全是无意识的，比如晚上看电视，一边看一边吃东西，电视看完了才发现一盆水果已经吃完了。喜欢吃零食或是有类似情况的人，不妨在买的时候挑些小包装的买，吃的时候也别捧着一大袋子吃，而是把食物放得远一些，一次拿一点儿。

偏爱一种味道的人即使吃的食物的总量不算多，但其中一种食物却已经食用过剩了。比如爱吃甜食，可能每天只吃七分饱，但还是有很多不健康的症状出现。再比如说有些人喜欢吃咸，就算每天都只吃个半饱，但盐的摄入量已经足以危害健康了。所以说，食量要有限，食味也要有限。

◎ 男子养生五必食

当今中国"男主外女主内"的观点虽已受到冲击，但大方向还是不变的，所以这个年龄段的男性更多地关注事业，维护好自身的健康就是他们的责任，而不需像女性一样，要负责全家的饮食。天癸的运行特性决定了男女不同的养生方式。女性天癸的运行是以月经的方式进行的，行经时忌寒凉辛辣等；男性是以射精方式进行的，排精后就需要补益。针对这个年龄段男性的特点，如果能做到"五必食"，则对健康大有好处。

早饭必食

人体的阴阳消长是以昼夜为轮转的，白天阳气充盛，夜晚阳入内，阴气就充盈于人体。所以当我们早上醒来的那一瞬间，就是阳气重新辐照身体的时候。但就好像人刚出生时一样，这时阳气虽开始增长，但并不旺盛，需要培植。怎么培植？必须有水谷精微。水谷精微化生人体的津血营卫，我们吃饭喝水是身体的需要，不要认为吃不吃无所谓，吃东西不光是为了自己那个"自私"的思想，而是为了身体的每个部位，不能让大脑代替其他地方做决定，不能"思想"说今天上班要迟到了就不吃了，那心怎么办，胃怎么办，肝怎么办？凭什么剥夺它们对养料的需求？如果孩子刚生下来时就不让他吃饱奶，时常饿着，他能长好吗？身体的阳气就像初生的婴儿，吃早饭就是在帮它积攒力量，这样才能让各个脏腑都得到给养，在接下来的十几个小时中它们才能正常地各司其职。尤其是这个年龄段的男性，由于多工作少自保，如不注意早餐问题就会变成未来健康的极大隐患。

酒前必食

这个问题又是老生常谈，可又不得不谈的问题。酒这东西是"成也萧何，败也萧何"。它能非常快地扩散到我们身体的每个脏器，根本不用消化。它可以到胃肠、肝脏、肺脏、心脏，也能到脑髓，最后散布在我们的血脉中。所以它有很好的行气活血的作用，它能推动气血在每个脏器中的循环。但大量饮酒的副作用也是有目共睹的，最好的办法也是最土的办法，那就是喝酒前先吃点东西垫垫底，最好是油性的食物，可以防止酒精快速扩散。

生菜必食

男人跟女人不同，女人多喜欢吃一些水果，很多营养素可以从中摄取，而这个年龄段的男人本来营养就很难均衡，开始流失得多，吸收得少，所以就要想些别的方法补充。有一些蔬菜，比如黄瓜、萝卜等，要适当地生吃一些，一来生的东西营养不容易被破坏，二来这个时期人体的骨骼也开始走下坡路了，反映在牙上虽然不明显，但再过十几年就会看出这个时期的危害。多吃些有硬度的生食可以强壮牙齿，当别人齿松牙脱的时候，你还可以大嚼腥膻。像瑞典那样的国家，幼儿园里每天都要给孩子吃切成条块状的胡萝卜、黄瓜等生的蔬果，就是为了磨炼他们的牙齿，补充必要的营养成分。

清淡必食

前面我们说过，现代人的体质多偏阳，到了40岁，男性的身体机能有所下降，对食物的消化和吸收就会出现问题。40年积聚的毒素在身体里生根，就等着发芽了，所以不能再给这些毒素提供肥沃的土壤，要用清淡代替肥厚。

红色属火，是阳性的物质，男性又多爱吃肉，因此在肉的选择上要开始有所取舍，不要吃太多的红肉。鱼之类的水生动物吸取了水里的寒凉之气，对我们阳性的体质有所裨益，是男性保持健康的有益的食物。此外，男性也要多吃蔬菜，特别是粗纤维的，比如芹菜、韭菜等，有利于宿毒的排出，把毒素生长的土壤瓦解了，身体自然就轻松了。这是在为进入中年做准备，以焕然一新的面貌迎接即将到来的跟前半生完全不同的生活。

鸡蛋必食

鸡蛋真的这么重要吗？其实吃鸡蛋是为了补充蛋白质。不光是鸡蛋，豆类蛋白、鱼类等动物蛋白都要补充。男性的天癸跟蛋白质密不可分，蛋白质是化生天癸必不可缺的养料。

六、以退为进：年过半百日中天

有句俗话叫"人到中年日过午"，听起来挺让人沮丧的。但我们想一想，如果人能活百十来岁，那么50岁左右才刚是人生的一半，我们还有很长的路要走，还有很多事要做，这岂不是人生的黄金期？这个时候我们已有比较坚实的经济基础，也累积了足够的人生经验，尝遍了世间冷暖，不正是回报社会、养护自己跟家人的好时机吗？

女人到了49岁，男人到了56岁，这是天癸要离我们而去的年龄了。如果前面的阶段我们保养得好，这个时期就会度过得很轻松，也很可能会使天癸延后枯竭。

56岁、49岁是男女从姤卦向遁卦转变的时期。姤卦是指阴气开始上升、阳气开始消退的景象，乾卦全是阳爻，盛极而衰。再看这个"姤"字，是女字旁，女为阴，这个卦是一个女人和五个男人在一起，象征阴气开始上升。从自然景象上看，上卦为天，下卦为风，像风在天地间流动，比喻上下可以交通相遇。从一个人的生命历程来看，是人的更年期，说明这时人已经开始步入中年了。这个时期要保持一种中正的心态，不能浮躁，接受"瓜熟蒂落"的自然规律。

姤卦之后是遁卦。"遁"有躲避、退让的意思，通俗点说就是藏起来。到了这个年龄段一般要急流勇退，在忙碌了这么多年后要做一个修整。程颐解这个卦时说"君子退，以生其道"，就是说必须退隐才能使另一种状态展现出来，达到人生的美好境界。

人生处于这两个卦的时候有一个共同之处，就是要注重心态，不能浮躁，要懂得以退为进的道理。

这个时期是人易患大病的时候，一是因为天癸的枯竭，我们失去了先天的护持；二是半生积疾一朝发，隐患已经由量变到达质变；三是心态摆不正，迟暮的恐惧时时袭来，生活状态的巨大变化让人无从适应。

天癸竭，男女都会出现肾气虚衰的症状，先天的元精越来越少，我们就要靠后天的养护来弥补。首先要注意运动，在上一个年龄段，我并没有特别强调运动，并不是因为它不重要，而是每个年龄段都有自己侧重的方面。这个时期脏器都开始"偷懒"了，能不动它们就不动，所以我们必须诱导它们，甚至强迫它们动起来。

比如50岁左右的人很容易患肩周炎，所以这种病又叫"五十肩"。这是关节退化的表现，治疗上多以按摩为主。按摩就是让你被动运动，你自己怕疼不敢动，就只能让医生帮你动，给你把粘连的组织抻开。这种病就是典型的需要运动治疗的疾病，如果平时我们能多游泳或打打球、练练太极拳，就不容易出现这种症状了。

还有句老话，叫"花不花，四十八"。意思是说得不得老花眼，关键就看这时的情况。其实人到40岁左右的时候，眼部肌肉就开始松弛，功能也开始大幅减退，所以看近物就发生困难。中医认为，眼睛的好坏是肾的生理病理状况的表现，如果身体保持健康，肾不虚，就可以使视力延缓减退；如果平时注意保护视力，也可以延缓衰老，推迟老花眼的来临。不光是眼睛，还有我们上面说过的关节、脏器、头发、牙齿等，都从这个时期开始发生巨大的变化。

人生前几个阶段中，大家不注意的话，多年沉积在身体中的毒素和我们对脏器的各种伤害就会趁天癸枯竭的时候袭击我们的身体。这时我们要想把它们连根拔除已经不大可能，只能兵来将挡、水来土掩，最有效、最重要的就是及早发现苗头，将其扼杀在萌芽的状态。

平时要注意自查，定期的体检是少不了的。现在的医疗保障体系日趋完善，但还有一些中年人没有意识到体检的必要性。想想看，一年一百多元钱就能把重大的健康隐患查出来，还可以让自己安心，何乐而不为呢？有时候健康跟长寿就是一念之间的事，你重视它了，它就回报你；你不上心，你懒惰了，它就报复你。

除了体检，我们也要注意平时身体发出的一些信号。比如手指麻疼，各个手指都联系于不同的脏器，如果有类似的症状就要警惕是不是心脑有潜在的病变。再如头晕、胸闷，如果是轻微的，很多人是不太在意的，但是有可能会发展成一种严重的疾病，所以要感知身体的信号，并且引起重视。

50岁以后，有一部分人就要退休了，子女也长大成人，很多已经成家立业，有的还到外地学习工作。这个时期被称为"空巢期"，父母就像两只把子女哺育大的老鸟，子女羽翼已丰的时候就会离巢而去，剩下两位老人寂寞度日。有些老人到了退休年龄，一下子觉得生活失去了寄托，离社会越来越远。

这时其实是"重返青春"的最佳时机。可以联系亲戚或同学，利用闲暇时间多聚聚。忙碌了几十年，终于可以不用考试，不用为生活奔忙，可以开心自在地玩了，这岂不是一件大好事？如果身体好，应热心参与集体活动，还可以做一些力所能及的工作，不求赚多少钱，只为给自己找个消遣，既可以打发时间，又可以回报社会。这种工作方式的好处在于做不做全由自己说了算，比如做半年，觉得累了就辞掉，休息几个月，这样的工作可称得上是一种另类的消遣方式了。

七、以柔克刚：悠长老年安心度

◎ 一位94岁老人的生活

我认识一位94岁的东北老人，老人中年丧夫，膝下有五子。七八十岁的时候，她还到处去做些小生意，卖些衬衣、口罩之类的东西。老人的穿着很有特点，是老式的扣袢大褂，看上去不太像这个时代的人。现在她背已驼，耳也有些聋，但思维却极为清晰，行动也很利落，洗衣、做饭、打扫房间，比年轻人都勤快。

老人一天的生活基本上是这样安排的：早上4点多起床，去家附近的露天体育场走5~10圈。10圈就是3000米，路程相当于公交车的两站地，一般坐办公室的年轻人一天都走不了这么远。6点多回家吃早饭，她的饭量很大，早上就是一大碗米饭或面条。然后开始做家务，洗衣服、扫地，因为住的是平房，冬天还要生炉子。忙完了有时小睡一会儿。12点左右吃午饭，又是一大碗米饭。老人还很爱吃肉，五花肉一口一块，不挑瘦肥。下午就是娱乐时间了，打打纸牌，晒晒太阳。吃过晚饭，6点多钟睡觉。

老人有两件最高兴的事，一是过年过节、过生日，孙子们给她发红包，二是有人陪她聊天玩纸牌。老人家"爱财"，玩纸牌赢了钱能高兴好几天。她家的子女也很有意思，有时为了让她高兴，故意在地上放个十元二十元钱，让她捡到发点小财。

这位老人可以说健康长寿。她的日常生活也是非常平民化的，我们每个人都能从中学到一些长寿的方法。

生活规律

像这位老人一样，规律的作息是老年人养生的基础。易经本身就是讲的阴阳规律，大到宇宙，小到蝼蚁，也都是在按照各种规律演变发展。人要想长寿，就要遵循科学的生活规律，作息守时，饮食定点，这样才能让逐渐老化的身体有一个运行的规律，才不容易出问题。

劳逸结合

永远不要放弃运动。阴阳消长就是阴和阳互相变化的过程，如果阴也不动，阳也不动，那么我们这个世界也就不可能存在了。变动是任何生命存在的根本。

> 天尊地卑，乾坤定矣。卑高以陈，贵贱位矣。动静有常，刚柔断矣。方以类聚，物以群分，吉凶生矣。在天成象，在地成形，变化见矣。是故刚柔相摩，八卦相荡。鼓之以雷霆，润之以风雨，日月运行，一寒一暑。乾道成男，坤道成女。
>
> ——《周易·系辞传》
>
> 地气上齐，天气下降。阴阳相摩，天地相荡。鼓之以雷霆，奋之以风雨，动之以四时，暖之以日月，而百化兴焉。
>
> ——《礼记·乐记》

地气是向上升腾的，天气是向下沉降的，阴与阳互相摩擦，天与地彼此激荡，再加上雷霆的鼓动，风雨的飞动，用四季不停地运转它们，用日月来温暖它们，于是这世间的生物便生长起来了。

人是大自然的产物。大自然运行中的方方面面无不影响着人类。要想养生就必须取法于自然，自然是规律运转的，那么我们就要规律地生活；自然是阴阳运转调和的，那么我们就要劳逸结合。

什么活动适合老年人，这里我介绍两种。

第一种是下蹲运动，下蹲的时候上身尽量挺直。《黄帝内经》说"膝为筋之府"，膝关节筋腱很多，是人类活动度大的关节中承重最大的一个，很多老年人都会或多或少地出现膝关节的问题。这个运动既简单又有效，老年人应该每天都做一做。如果做蹲起动作不方便，可以用手扶着床、桌腿等保持平衡，千万不要摔倒。如果膝关节有炎症，则不能做这个运动。

我在《〈黄帝内经〉养生大道》中还介绍过一种动功——五心养生法，就是取人体的五个中心穴位进行按摩。

一是头的中心，在头的正中间即百会穴。要经常用手掌心按摩它，因为这是诸阳之汇，是人体的最高处。

二是胸的中心，叫膻中穴，也叫气海。捶打它可以驱散邪气，驱散心中的抑郁之气，当然还能排泄毒气。俗话说"捶胸顿足"，就是这个道理。可两手交叉，握空心拳，不要太实，稍微留一点空，然后捶打这个穴位。现代科学发现，人是从胸腺开始衰老的，所以经常捶打这里，还可以延年益寿，效果特别好。

三是腹的中心，就是在下丹田的位置，下丹田乃生命的先天之本，要护养好它。每天早晨晚上按摩下丹田，少则两次，多可四次。每次顺时针60下，逆时针60下，让下丹田有温热舒适的感觉。

四是手心，就是劳宫穴的位置，其是心包经上的穴位。经常按压手心劳宫穴，有强壮心脏的作用。可以用两手拇指互相按压，也可将两手顶在桌角上按劳宫穴，时间自由掌握，长期坚持可使心火下降。

五是脚心，也就是涌泉穴。准确地说，涌泉穴在脚底中线前1/3与后2/3交界的凹陷处。劳宫穴与涌泉穴这两个穴位要互相交叉按摩。涌泉穴是肾经的穴位，劳宫穴是心包经的穴位，互相按摩可以达到心肾相交、水火相济的效果，可以治疗失眠。每晚临睡前半小时，先擦热双手手掌，然后右手掌按摩左涌泉穴，左手掌按摩右涌泉穴，使心火下降，肾水上升，可促进睡眠。按摩的时候一定要心静，心中不要有杂念，只想着劳宫穴和涌泉穴的位置发热，这就是心肾的精气在交接、交合。

第二种是脑部的运动。人们都说"老糊涂"，其实"老糊涂"是可以预防的。脑要用，老年人要有自己的娱乐项目，比如像前面说的那位老人一样，玩玩牌、下下棋，或者写写字、画点画，都是很好的活脑运动。

还有一个中医按摩的方法，就是用十指在头上从前额向后敲打到脖子，间或在头顶按一按。头为诸阳之汇，手足三阳经均会聚于头。《灵枢·海论篇》中说："脑为髓之海。"我们身体的元神也藏于脑，它关系到所有的精神活动。持续地对头部加以刺激可以使阳气升发，是养护老年人阳气的好方法。

饮食当量

说到饮食，其实世间人千差万别，各有特点，没必要一定按照一个规矩去吃。只要所摄取的水谷精微能满足身体的需要就可以了。不多吃，也不要饿着。像有些老年人喜欢吸烟、饮酒，而且习惯已保持多年，也用不着一定严格戒掉。规律和习惯对老年人很重要，他们不像年轻人那样能很快适应变化，一旦突然间打破一种规律，往往会出现一些意想不到的事，所以无论是子女还是自己，都不要强迫快速地打破多年养成的生活习惯。

就养生而言，要坚持食物的多样化，不要总吃那几样，现在蔬菜品种很多，要不时地换换口味。老年人脾胃虚弱，消化功能衰退，所以不宜吃过硬、过油腻的食物，这样不利于消化吸收。要少量多餐，多吃不但会给脾胃增加负担，而且对心脏的副作用也很大，尤其有心脏方面疾病的老年人，千万不可多食。细嚼慢咽一直是我们提倡的饮食方法，这样可以避免吃过量，可以把食物嚼得比较烂，使肠胃更容易消化。即使在夏天，老年人也不能过食生冷食物，饭菜要热一热再吃，至少要保证是温的。冬天水果也不要买来就吃，在室温中放一放，如有必要可以用开水烫一烫再吃。

感恩知足

前面说过的那位94岁的老人有一个特点，见人总是笑呵呵的。她总会跟人说现在的生活很好，想吃什么都能吃到。子女也很孝顺，时不时都来看看她。周围人对她也好，体育场一起锻炼的人都认识她，看见她总竖大拇指。

生活在她的眼里到处充满了阳光，她看到的都是别人的好，三餐温饱，儿女平安，她也就别无所求了。我们可以问问自己，我们觉得现在的日子怎么样，是不是有很多期望，有很多不满足的地方；还在上班的人是不是嫌赚的钱不够多，看见别人开汽车是不是总郁闷自己还要挤公交车；别人家孩子给父母买的是1000元的毛衫，自己的才800元，是不是心里很不平衡。须知人贵知足，知足而后可延寿。

宽容体谅

那位老人的子女如果有段时间没来看她，她会说："孩子们都不容易，都忙啊。"在路上有车刮到她，旁边围观的人都让她跟司机多要些钱，这么大岁数，司机不敢不给。可老人拍拍衣服，跟开车的人说："走吧走吧，没事儿。"就是这种宽容体谅，让她生活在一种轻松的状态中。心下无尘，世上无忧。中医讲究情志，七情皆能伤人。要避免为七情所伤，就要自己建立一道心灵的屏障。

◎ 否、观、剥、坤，后四卦的养生警示

从否卦（䷋）开始，人就开始进入暮年。否卦是泰卦（䷊）的倒置，上乾下坤，天地截然分开，阴阳之气不能交通，所以否卦有阻塞的意思。人体的气机阻塞了、血脉阻塞了、情志阻塞了，就会形成症结。

观卦（䷓）的"观"有观察的意思，可不是我们一般说的注意看看的意思，它指各种观察对象和观察方法。我们怎么去观察，用一种什么样的心情去观察？古代人对自然、对祖先是怀着一百二十分的崇敬的，看看他们的祭祀活动就知道了。现在的科学很发达，很多在古时候解释不了的事情现在都找到了答案，但是对于大自然，对于我们赖以生存的一水一地、一草一木，对于生命神奇的诞生与终结又怎能轻视呢？所以到了观卦的年纪，我们的意识应该是宏观而阔大的，要以一种宽宥、崇敬之心去看待自然，看待生命。

剥卦（䷖）下面的五爻都是阴，只有上面一爻为阳。它象征万

物萧索的秋季。"剥"有剥落之意，就是落下来。它的意义在于告诉我们怎样在阳气快要凋零的时候止住它的剥落。因此它的卦辞中说"不利有攸往"，就是不能再往前走了，再走就是不利的了。因为继续前行的话阳气就全没了。

坤卦（☷）是十二消息卦中的最后一卦，六爻全部为阴，可能有人会认为到了这卦就没什么指望了，一点阳气都没了，岂不是大大的不吉之象？其实不然，这是个峰回路转、绝处逢生的卦。

坤代表阴，代表女性，代表柔弱。人到了这时身体衰弱了，慢慢又回复到婴儿出生时的柔弱状态，需要别人照顾。但最柔弱的东西一旦发动起来往往也是最刚强的。水无形，水不争，进方则方，进圆则圆，这就是顺应的智慧。这时的人所要做的就是顺应自然和遵循生命的规律，天有日月星辰，人要昼醒夜眠，地有秋收冬藏，人要吐故纳新。养生的大智慧就在此，所谓的补益、壮大都是次要的，真髓在顺应——顺应自然的规律，遵循生命的规律。

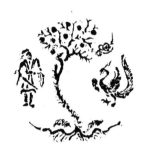

第三章

《易经》八卦的时令养生

● 时空合一的《易经》八卦养生

● 老百姓身边的养生时间表——农历

● 春夏秋冬，养生重点各有不同

● 适时而养，养生讲究符合天道

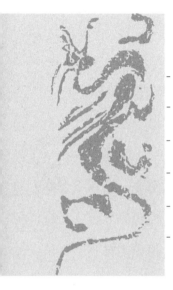

　　《易经》早在《黄帝内经》之前就从自然的规律中提炼出了一个大时空合一的模型，这就是与二十四节气相一致的"八卦时空模型"。

　　八卦时空模型将方位与卦象相结合，蕴含了春生、夏长、秋收、冬藏的自然规律，这一时空模型与我们现在所使用的农历，成为老百姓身边的养生时间表。

一、农历是养生时间表

◎ 充满智慧的二十四节气

什么东西最能反映中国人的智慧？我们可能会想到四大发明，想到万里长城。其实我们忽略了一个非物质的，但却与我们每天的生活都息息相关的东西，它集历朝历代人民智慧于一身，经过几千年不断完善而成，这就是中国的历法。中国人用什么历法，很多人说是"阴历"，这是不确切的，我们古代的历法不是纯阴历，伊斯兰教教历才是纯阴历。我们用的是阴阳历，也就是常说的"农历"，又叫夏历。

顾名思义，农历是用来指导农民耕种庄稼的历法。二十四节气是农历中很重要的一部分，是根据太阳的位置划分的。它起源于黄河流域，所以东南西北各地不能一概而论，是有一定差异性的。

节气这个东西很有意思，它根据太阳的位置定制，也就反映了阳气和阴气的消长关系。同时也能反映当时最重要的天气现象。比如霜降，从字面上看我们就知道这天要发生什么了，事实上也是这样的，到了霜降这天多是要下霜的，很准确，很神奇。

天人是相通的，天的寒热温凉必然反映到我们的身上，不但农民要根据节气耕种，而且我们也要善用节气，它在养生方面的作用非常巨大。

黄帝曰：夫自古通天者，生之本，本于阴阳天地之间，六

合之内，其气九州、九窍、五藏、十二节，皆通乎天气。其生
五，其气三，犯此者，则邪气伤人，此寿命之本也。

——《黄帝内经·生气通天论》

　　黄帝说："自古以来，人的生命之气，通达于天，是生命的根
本，阴阳是这个根本的基石。天地之间上下四方六合之内，地之
九州，人之九窍、五脏、十二关节等，都是和天气相通的。天地
阴阳，化生五行；上应天之三阴三阳。如果时常违反这种天、地、
人相应之道，邪气就会伤害人，这个原理就是寿命的根本道理。"
我们怎么去找黄帝说的这股通于天的生命之气，怎么去找这种阴阳
的基石？最简单的办法就是根据节气来寻找，把节气作为养生的依
据。在这个基础上我们再来养生，那就方便多了。

《易经》
养生大道

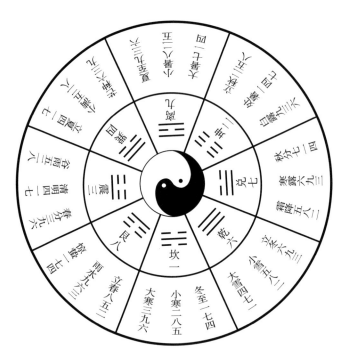

八卦节气图

在二十四个节气中有八个最先出现，其他的节气是在其后不断完善而成的，这八个节气也就尤为重要。它们是四正和四立。四正是冬至、春分、夏至、秋分，四立是立春、立夏、立秋、立冬。

◎ 八卦是节气与养生的结合点

在《黄帝内经》之前的《易经》中，先人们早就从自然的规律中提炼出了一个大时空合一的模型，这就是与二十四节气相一致的"八卦时空说"。它不但包含了春生、夏长、秋收、冬藏的自然规律，而且把这些与方位和八卦相结合，虽比后来完善的节气稍显笼统，但更全面、更宏大。

> 帝出乎震，齐乎巽，相见乎离，致役乎坤，说言乎兑，战乎乾，劳乎坎，成言乎艮。万物出乎震，震，东方也。齐乎巽，巽，东南也，齐也者，言万物之絜齐也。离也者，明也，万物皆相见，南方之卦也。圣人南面而听天下，向明而治，盖取诸此也。坤也者，地也，万物皆致养焉，故曰致役乎坤。兑，正秋也，万物之所说也，故曰说言乎兑。战乎乾，乾，西北之卦也，言阴阳相薄也。坎者，水也，正北方之卦也，劳卦也，万物之所归也，故曰劳乎坎。艮，东北之卦也，万物之所成终而所成始也，故曰成言乎艮。
>
> ——《周易·说卦传》

《周易·说卦传》第五章中，有六卦直接给定了方位，余下的坤、兑两卦，按照顺序也可以排定。这六卦是"震，东方也""巽，东南也""离也者……南方之卦也""乾，西北之卦也""坎者，水也，正北方之卦也""艮，东北之卦也"。这六卦位置确定之后，坤卦在离卦后面，那么坤就应该在西南，坤之后是兑，兑就在正西方。这样的排列就得出后天八卦的方位排列，这就是一个思维模型、一个思维平台，中国人用的就是这个思维平台。

这种方位应该说是《易传》的代表性方位，它还代表着时间的次序。这种方位与时序相配，就用来说明万物产生和发展的时空合一的规律。以四正卦配上四时，四正卦是正东方震卦、正南方离卦、正西方兑卦、正北方坎卦，四时就是春、夏、秋、冬。所以东方震就代表春分，离卦就代表夏至，兑卦就代表秋分，坎卦就代表冬至。再以"四隅卦"分别配以"四立"，就是艮为立春，巽为立夏，坤为立秋，乾为立冬。这就是宇宙模型，宇宙就是时空，"上下四方曰宇，往古来今曰宙"，宇是空间，宙是时间。再配以五行，因为从文献考察来看，"五方"观念是"五行"的源头之一，五方时期就有了五行的规定性，所以依据八卦的方位是可以配以五行的。而且《周易·说卦传》在阐述八卦的取象时，已经说了"乾为金""巽为木""坎为水""离为火"，而其他四卦也隐含了五行属性，如"坤为地""艮为山"，地和山都属土；"兑为毁折，为刚卤"，隐含金的属性；"震为决躁，为蕃鲜"，隐含木的属性。那么就是乾兑为金，坤艮为土，震巽为木，坎为水，离为火。配上数字，这些数字依据洛书数安排，就是乾六、坤二、震三、巽四、坎一、离九、艮八、兑七。

由此看来，把节气与健康、养生结合在一起就是八卦。根据"八卦节气图"我们可以直观地看出这八个节气配应的卦，这就可以着手养生了。

二、艮卦——立春：护阳养身促复苏

艮卦（☶），既是万物的终止，也是万物的开始。一年是从立春开始的，所以艮包括的三个节气是立春、雨水、惊蛰。

一般以立春为春天的开始，"立，建始也"，立就是开始建立的意思。而《尚书大传》中说："东方为春，春者，出也，万物之所出也。"震属东，所以到了震卦春分才是木旺的时候，这时春天才真正到来。所以艮卦下两爻都是阴爻，说明此时还是阴气凝重，阳气还没有向上蒸腾。需过了立春，万物乃复苏，生机勃勃，于是这一年的好光景就开始了。

◎ 春寒尚早思温暖，欲做神仙定食粥

立春过后，一阳开始上升，冬天的时候我们把阳气蕴藏于内，这时天地刚刚升发的阳气就容易和体内的阳气相搏结，生出病来。

所以从立春往后，不要吃得过热，像冬季那种饮食习惯就要改变了。但同时又不能过凉，毕竟这时阴气才开始一点一点退去。所以，饮食尚温。我们常常会听到一句老话叫"春捂秋冻"，这时的捂可不像冬天一样，要把阳气都蕴藏于体内，而是要有所选择地排出冬季的毒素，穿着上要"上薄下厚"，就是说上面可以少穿点，但腿部，尤其是脚，万万不能受凉。这时地下至阴之气正待升发，阳气开始由下而上，逐渐转暖，所以如果脚下穿得少，就会直接与地阴相接，受阴邪而成病。

艮卦这三个节气所经行的时期适合喝粥。有些家庭喜欢往粥里放些甜物或咸物，有时加一些药材也有利于补益，但物极必反，我

们往往忽略了粮食本身的滋补作用。在很多有名的药方中都有粳米这一味药，唐代医药学家孙思邈在《千金方·食治》中强调粳米能养胃气、长肌肉。陆游是个长寿的典范，写了一首《食粥》诗："世人个个学长年，不悟长年在目前，我得宛丘平易法，只将食粥致神仙。"这粥是指白粥，就是老百姓都会喝的大米粥。其实喝粥不止在艮季，如果能常年坚持最好，在立春到春分这段时间每天早上空腹喝些粥，可以消散冬季积存下来的毒邪，有利于体内的新陈代谢。

◎ 以手摩面光不皱，保肾叩齿勤梳头

孟春正值阳气发陈，我们要帮助这些阳气外达，有一个方法很多人或多或少都用过，就是先把两手放在嘴边呼气使手变暖，然后就着这股热气马上摩搓全脸，直到脸发热为止。如果是吃完早饭，也就是喝完粥之后做这个动作，我们的胃刚受纳了滋养的水谷精微，身体的阳气开始增强，这个摩面的动作又使内外阳气相通达，就可以让人面色光亮不发皱。女性最应多做这个动作，可以容光焕发，这比什么化妆品都有用，而且还是纯天然的，没有任何副作用。"行之三年，色如少艾。"少艾就是年轻美貌的女子。现代女性用的化妆品含有很多重金属毒素，长期使用到中年后就会生出许多色斑，而用手摩面可以让血液循环加快，尤其是初春，还可以沟通内外，助阳滋阴，坚持三年，则面光不皱。

春为木，肝属木，所以到了春季要注意养肝，但是艮卦时期肝气还不旺，而肾气开始衰微，所以立春前后要助肾温阳。

齿是骨的一部分，也是为肾所主。古代时不兴刷牙，而讲究漱

口和叩齿。早上洗漱完毕，面阳而立，用手指叩击牙齿，可令齿坚。叩齿时牙齿是露在外面的，会接触一些凉气，这更能让牙齿不惧寒冷，坚持下来就真是"冷热酸甜，想吃就吃"了。

春季万物开始萌动，人也到了生长的时期。青少年时，春季就是长身体的时候，到了成年，齿发皮毛也会重新生长，如同花草。所以此时要注意头皮的按摩，要用科学的方法保护头顶的毛发。最好十指弯曲，以指代梳。手指本身有一定的温度，而且不像梳子那样锐利，触觉还很灵敏，能够感觉到头皮舒适与否，所以按摩起来效果甚佳。从前发际开始，向后直梳到后颈，间或在头顶敲打几下，力道不要太轻。有些人在叩头皮的时候会有明显的痛感，有时轻轻摸一下都疼，这就更要多叩几下，直到有些微麻的感觉最好。头顶就像两军争抢的制高点，谁占据了它谁就争取到了主动权。如果这个地方再不好好保养的话那可真是愚笨了。手足六条阳经再加上督脉都上行颠顶，还有什么地方能让你一次按摩到这么多穴位呢？中医按摩中专门有头部按摩，我们的十指梳头就类似于这种作用。如果从50岁左右开始做起，到了老年头发就会比同龄人好得多，而且还有精神，不倦怠。

◎ 养生护生人舒畅，慈悲一念天地宽

《黄帝内经》中说："生而勿杀，予而勿夺，赏而勿罚，此春气之应，养生之道也。"这是说春天不是杀戮的季节，从自然界来看，很多动物都是在春天产崽、哺育，为适应自然，我们在春季也要注重护持生命，不单单是保养我们自己，还要保养自然界中众多的生物。比如在古代，处决罪犯的时候要"秋后处斩"，而不是在

春天执行死刑，国家的法律尚且遵循自然的规律，更何况我们个人的养生。

放生的渊源来自慈悲，佛家说放生是一种大大的福德。我们现在虽然不是都要做形式上的放生活动，但要心存善念。人心善，必然舒畅，就不会因情志内伤身体。

北方立春的时候喜欢吃春饼，薄薄的饼卷以豆芽之类清淡的蔬菜，味道比较清淡。这也证明了这个季节的饮食适合选择植物，不适合宰杀动物，取其皮肉。我很喜欢那句老话："劝君莫打春来鸟，子在窝中盼母归。"养生是个大观念，是养自己，也是养芸芸世间的众多生灵。

三、震卦——春分：与春天一起舒张气息

震卦（☳）为正东，震包括三个节气：春分、清明、谷雨。

春分是春季90天的中分点，这一天南北半球昼夜相等，所以叫春分。这天以后太阳直射位置便向北移，北半球昼长夜短。所以春分是北半球春季真正的开始。《春秋繁露·阴阳出入上下篇》中说："春分者，阴阳相半也，故昼夜均而寒暑平。"春分也就是把春季一分为二，这一天跟秋分时一样，是阴阳之气平稳之时。

我们来看震卦，上面两爻为阴，下面一爻为阳，这说明此时阳气开始正式入主东宫，掌握大权了。这个时候青草嫩芽，一派充满生机的景象，人们在养生时也要和春天舒张的气息相呼应。

◎ 需防形懒气血惰，必要健走消积食

春分前后虽然天气变暖了，但是气温并不稳定，乍暖还寒。老年人一般都有些老毛病，在这个时候体内的宿疾借着温阳之气都要发动出来。俗话说"春困秋乏"，此时人容易困顿倦怠，老年人更容易腰脚无力，形懒肢乏。

《黄帝内经》中说在春季要"夜卧早起，广步于庭，被发缓形"。春分后，天气已经明显转暖，地气也逐渐转阳，这个时候大家可以多到外面去走走。肝在体主筋，步行可以把筋活动开，使得脉络得以畅通。开始可以少走一些，然后慢慢增加。把筋都舒展开后，四肢自然就会强健。如果懒得动，筋就会拘挛在一起，日子长了再想伸展开就难了。久坐会伤筋肉就是这个道理。

散步其实是很有讲究的。刚开始走的时候要"徐徐行一度"，然后逐渐加快。散步时不要心事重重，你一边想着在单位里刚跟谁吵完架，想着谁欠多少钱，这起不到养生的作用。散步的"散"指的就是不拘一格，比较随便，在一种闲暇自如的状态中进行。这样在强身的同时还可以养神。我们常听到"吸取日月之精华"之类的话，不是在太阳、月亮下就能吸取到它们的精华，要有一种状态在那儿，这样才能"天人合一"，才能使天、地、人相交通。《南华经》中曾说："巧者劳而智者忧，无能者无所求，饱食而遨游，泛若不系之舟。"就是这种无忧无求的散步状态才是最好的、最值得提倡的。

散步最忌勉强，这不是几千米的耐力跑，也不是练兵，没有必须达到的强度，应适可而止。也可以且行且立，走得累了就停一会

儿，跟人聊聊天，听听鸟叫，看看蓝天。有时我们跟几个朋友一同出去，玩得高兴了不觉疲倦，等坐下来休息的时候才发现累得不行，这就已经伤到了正气。老年朋友尤其要注意。

"饭后百步走，能活九十九。"饱食后是需要消化的，如果饭后不动，食物就会停留在胃里；如果缓缓行走，就会调动脾气，脾胃合作也就使食物的腐熟更加容易。古人有个比喻，说脾胃都属土，就好像土地，要想让土地工作就得先耕锄，如果不动，那这块土地就要荒芜了。所以"动"就是耕锄脾胃这块地的锄头，散步故能消食。吃完饭半个小时后出去走走，即便是年老体弱，不能出门的，也要在家里走几圈，对筋骨、脾胃都是很有好处的。

◎ 勤脱勤换护肩背，养肝当食菊花粥

春分过后，由于天气变暖，大家的户外活动就多了，天气寒热不一，温度时升时降，人就容易受寒。老年人气虚骨弱，不敌外寒，很怕冷。所以在减衣服时要一件一件来，不光老年人，年轻人也是一样。很多十几二十岁的年轻人一看到了春天，只要有一天温度高了一点，就马上脱了厚衣换单衣，早上公交车站经常能看到瑟瑟发抖的年轻人，让人觉得又可气又可笑。虽然已不是旧社会，却一样不让自己温饱。

这时的温差很大，早晚凉，老年人又多喜欢晨练，应该多穿一点，等到中午气温升高了再脱掉。勤脱勤换，随天加减，最好是随身携带一件外套，冷了就穿上。当然，像立春时一样，这时毕竟春天了，也不能上身太热，不然也是容易生病的。

除了全身的保暖，还有一个部位要特别注意，就是后背。春夏

相交，虚寒时热之气就会伤人，冬季郁结在内的火气催痰上涌，这时老年人容易多痰多咳。而背寒伤肺，年纪大的人特别要注意。老年人都要预备一件坎肩，专门用来护住前胸和后背。

既然说节气主要是依据黄河流域的气候定制的，那么南方跟北方就会有所不同。偏南地区这个时候气温一般都比较高，而且阴雨连绵，雨水比北方多得多，这个时候湿气就很重，穿衣不能太潮，要注意干爽。南方人又喜欢喝汤，这时如果喝了太多汤水，就会聚而为湿，内外夹攻，必会生病。

菊花是有名的养肝明目的佳品，它还可以解毒疏风。菊花的种类很多，熬粥最好用花头小的，白色最佳，黄色次之。用的时候要去掉花蒂，花要干，最好研成粉。为了增加其滋补的作用，还可以在里面加两片参片。这种菊花粥也是清淡之品，符合春季木的特性。

◎ 春燥肝怒阳上亢，忍耐平和是妙方

春分时正当木旺，中医讲肝在志为怒，怒会伤肝，同样，肝受伤了也会表现为易怒。怒会使气血上涌。我们常听到很戏剧化的描述，说"气血上涌，一口鲜血喷了出来"之类的。肝热被伤后严重的会引起吐血、呕血的症状，这并不是危言耸听。

除了怒，肝病还会表现为抑郁，也就是现在很多人说的"郁闷"。有的人平时特别喜欢叹气，那是因为他肝气不舒引起的。为了把郁结的肝气抒发出来，只能不时叹气。还有一个词叫"伤春"，在春天即将离去的时候，人会有些伤感，尤其那些感性的人，觉得良辰美景短暂，不禁悲伤起来。

那么容易动怒的人该怎样磨炼自己的性格呢？有人觉得这类

人不适合玩棋类游戏。围棋、象棋虽然也能消遣，但易动火。因为总要分出个胜负，在玩的过程中也总有你悔棋我不让的情况，一言不合，就容易计较起来。这种说法有一定道理，但只要对一件事物专注，就可转移对另一件事物的注意力，如果有这种下棋爱好的人不妨在生气的时候把棋拿出来下一盘，把火气消磨在游戏里。肝火旺的人更适合养鱼种花，写字听琴。养鱼种花不求什么名种，只是为了愉悦，最好养些不同季节的花草，这样一年四季都能看到青叶娇花，每天和家里人浇水施肥，可以说是赏心悦目，陶性移情。

也不妨多做些小事，如在家的时候洗洗碗、扫扫地，也能磨炼人的情志，让火气消磨在这些事情里。

春季阳气上升，木又处在生长期，如果蒸腾得太过就会出现上面提到的状况。所以在心理上，要时时告诫自己忍耐平和。跟人吵架生气后，反省一下自己，下次再想大吵的时候就换个角度想一下。比如过马路，我们总觉得车不让人，但反过来看，开车的人也想快点过去，也怕一旦让了，后面的人都跟上来，自己就寸步难行了。这样将心比心，站在别人的角度考虑问题，即便不能做到完全地理解，也多少能在心理上找到一些平衡。常常换位思考，不但能解决很多想不通的问题，时间久了，还会发现这也是个愉悦心情的小方法。

四、巽卦——立夏：初入夏时防热病

巽（☴）包括三个节气：立夏、小满、芒种。

立夏是夏季的开始，从此进入夏天，万物生长旺盛。实际上，若按气候学的标准，日平均气温稳定升达22℃以上才为夏季开始，"立夏"的时候只有南方一些城市能达到这个温度，而东北和西北的部分地区这时才相当于春季。

巽上两爻为阳爻，最下面是阴爻。立夏虽然在节气上标志着夏天的到来，阳气已然蒸腾于地上，但还有一阴深陷其下，此时既要防热之为病，又要防那一阴在我们无防备时偷袭。

◎ 日为阳精壮阳气，一觉闲眠百病消

万物皆可分阴阳，而阴阳的由来本于太阳和月亮。所以日也就是自然界中最大的，也是最本质的阳。我们说天道自然，养生就是要遵循自然的规律，这最自然、最盛大的阳给我们补益，如果浪费掉就太可惜了。

古人云："日为阳之精。"日是阳的精华所在，当春夏交替的时候，天气不冷不热，是采阳的最佳时刻。老年人不妨把晒暖阳作为每天的必修课。大家知道晒太阳的好处莫过于可以补钙，但这只是阳光作用中的九牛一毛。

中医中有一种灸法叫日光灸。就是把艾绒铺在要灸的穴位上，然后到太阳下暴晒，太阳光的热度可以起到类似于灸法的疗效。古人认为："日，太阳之精，其光壮人阳气，极为补益。"打个比方，植物一般在阳光充足、土地湿润的地方长得又快又

大，在阴暗不见光的地方就只能生些苔藓。植物的生长需要光合作用，阳光是万物生长的必要条件。自然界的规律，也是人应效法和遵守的。

《列子》中有一个小故事，说一对老农，家里十分贫寒，没有过冬的棉衣，冬天的时候老头儿就在外面背阳而晒，直晒得通体温暖，很是舒服。回家他就跟老伴儿讲："这晒太阳太好了，这么好的事别人都不知道，多暖和呀。我们要是把这事儿告诉皇上，那能得多少奖赏啊！"故事听着好像笑话，不过却把太阳的作用讲清楚了。太阳最大的作用就是温煦。在我们身体上，背为阳，腹为阴，让太阳晒晒背对心肺有很大的好处。背部有很重要的穴位，是人体健康的重要屏障，这些穴位容易受寒而影响心肺的健康，特别对于患有肺炎、慢性支气管炎、哮喘、气管炎等各种慢性病的中老年人来说，晒晒太阳可以把寒气逼出体外。

晒太阳也要讲究季节和时间。像上面小故事中说的就是冬天晒太阳。但是我国北部和西部地区冬季气温太低，人不适宜在气候那么恶劣的条件下久坐于室外，老年人更是不宜冬天在外面过多活动。有些人说那我们站在窗户前面晒晒不行吗？还真是不行。玻璃阻隔过的阳光虽还有温度，但却失去了杀菌等作用，所以还是让皮肤直接接触阳光的好。

南方从春天开始，北方一般从立夏开始到夏至，这段时间太阳不会特别猛烈，温度又适宜，在上午9点多的时候到外面溜达溜达，累了就背阳而坐，晒上半个小时，让自然的阳气驱除我们身体里的阴毒寒邪，是何等的惬意。

阳光还能振奋精神。上班族一般压力都比较大，睡得晚起得早，白天工作时易困，效率也比较低，晒太阳就可以很好地解决这个问题。年轻的姑娘总怕被晒黑，又听了很多化妆品广告宣传太阳光对皮肤的损害，就都躲着太阳走。其实如果能在上班的路上走一走，或者上午能到外面晒5~10分钟太阳，精神会好得多，就可以精力充沛地工作了。

除了晒太阳，立夏后人还要注意小睡。白居易在《闲眠》中写道："暖床斜卧日曛腰，一觉闲眠百病销。尽日一餐茶两碗，更无所要到明朝。"夏天天气转暖，本来人在热的环境中就容易困乏，所以中午小睡一下也合情合理。老年人更要注重小睡。夏天昼长夜短，老年人本来就睡眠时间少，这个季节更是起得早，所以要在白天补充一下睡眠。

早上5点左右是阴气最重的时候，如果脏腑、骨节有什么病症就会在这个时候显露出来。凌晨3~5点是寅时，正是肺当值的时间，然后是大肠，如果这段时间睡不好就会影响这两个脏腑。在白天小憩可以使人在平静的状态下重新调节身体的脏腑平衡，是夜觉不足的补益。

对于老年人来说，不用择时，不一定非要在中午睡，什么时候困了就睡一下，对缓解疲劳、调节精气很有必要。

◎ 夏风莫吹诸阳会，桑椹久服固阴精

到了立夏后天气转暖，人的防寒意识就容易下降，尤其在睡觉的时候更是容易不注意。在中医看来，温度高毛窍就会大开，腠理容易受风，关节筋骨接合处也容易被风邪所伤。但是这些地方都可

以用被子盖住，只要不直接暴露于风下就没事了。而我们的头，更确切地说是颠顶，却没有那么"好命"了。中国人没有戴睡帽的习惯，把头蒙起来睡又很不健康，所以在睡觉时头部也就没有什么遮蔽。而头部又是诸阳之会，阳经和很多穴位都在此汇集，一旦有风邪窜入，可令嘴目歪斜。而风性善行，若风邪深植于经脉，可沿经游走，到时候就不光是头部的问题了，全身都会跟着遭殃。夏天虽然暖，也不能当风而睡，让风直接吹到头部，须知四季皆有风邪，不提防就会伤人。

到了五月，就是桑椹开始成熟的季节了。桑椹的果实期很短，不是四季都能吃到的，尤其北方地区，本不产此物，所以吃到的机会就更少一些。桑椹由青转红，再由红转紫，最后竟有些发黑，若不小心弄到衣服上好似血污。桑椹颜色像血色，很能补益阴血，对阴虚血亏引起的头晕耳鸣、失眠遗精等都有很好的作用。古时候甚至把它和何首乌并列，认为它是长生不老的妙药。其味酸甜，能生津、润肠、清虚火，老年人如果能每天吃几颗效果更好。即使没有新鲜的果实，把桑椹晒干或泡酒，也能保持它的功效。桑椹性味甘寒，能入肝、肾两经，所以有很好的固精作用。

◎ 百鸟喧嚣花似锦，空屋静坐也修心

以前有个老和尚，在山上闭关多年，大家都觉得他是位得道的高僧，就请他下山来讲法。老和尚下山后备受追捧，时间长了心中就生出欢喜来，觉得自己佛法独步当世了。有一天，他的一个同为和尚的朋友来看他，对他说："现在有一位赫赫有名的大师经常在繁华的地方给人讲经说法，一方面觉得自己已经悟道，足以度

人；另一方面又觉得这样很烦累。"老和尚听了说："这样哪里是悟道啊，他的心里已经被俗事搅扰了，一点都不清静了。"接着又问道："不知您说的是哪位高僧啊？"他的朋友笑笑说："就是你啊。"

佛教说"外不著相，内不动心"。尤其对我们普通人来说，要想制心就先要制身。那么制心跟入夏的养生又有什么关系呢？夏季炎热，升腾的阳气易使人烦躁，这时心神就不能把持自己的行路。有一个词叫"魂不守舍"，神也是如此，中医认为神是人体生命活动的主宰，既包括生理方面的，又包括心理方面的。如果神的活动正常，气血津液就流畅，情志也舒畅。如果神衰弱了，人就懒惰乏闷；如果神躁动了，人体功能就会逆乱，气血妄行，情志亢奋。

夏季本身就燥热，加上外面繁花似锦，鸟语声喧，更容易让人心神荡漾。所以在还没有到立夏的时候，我们就先要把持住心神，让它不易动摇，这样哪怕到了三伏天，也能够心静自然凉。

当我们在外面散步、晒太阳后，就该回到屋子里"守神"。尤其是下午4点左右的时候，在屋子里不要被太多思虑搅扰，安静地坐一会儿，或做点简单的家务，尽量不去劳心。这样能够在气平神静的情况下吃晚饭，神慢慢地向内收敛，再过几个小时就能够安然入睡了。

说到修心守神，古人有句话："就寝即灭灯，目不外眩，则神守其舍。"晚间阳气入内，阴气浮外，就好像太阳西落、月亮东升一样。但是现在的城市到了夜晚一般也是灯火通明的，即使房间关了灯，如果身居闹市，屋子里还是很亮。这种光不是自然光，会扰乱我们的心神。心神的动静行止也是按照一个规律进行的，中医认为神由心住。心就像是神的家，《素问》中说："心者，君主之官也，神明出焉。"白天我们醒着的时候，神就在我们全身周游，所以人神采奕奕，精力充沛。当夜晚的时候，我们的身体休息了，神也要回到它自己的家里，在心里面休息，等待第二天重新工作。

如果我们的神到了夜晚还不能回心，会怎么样？人就会失眠。而神又能驾驭我们的气血津液的运行，所以神不休息，我们身体其他的机能也就都别想休息了。《云笈七签》曰："夜寝燃灯，令人心神不安。"光亮会引诱心神外出，因此晚上睡觉最好关灯，临街的屋子要用厚一点的窗帘遮光。如果睡觉时喜欢有些光亮，可以点一盏小夜灯，一点点微光，对人体不会有太大的刺激。

五、离卦——夏至：防治冬病的好时节

离卦（☲）包括三个节气：夏至、小暑、大暑。

"至"有"极"的意思，夏至这天，阳光几乎直射北回归线上空，是北半球白昼最长、黑夜最短的一天。这时天之阳最为强盛，万物也向最旺盛的顶点冲刺。过了夏至，太阳逐渐向南移动，北半球白昼一天比一天短，天之阳开始减少。

《易纬·通卦验》中说："夏至，暴风至，暑且湿……大暑，半夏生。"这里提示我们一个问题，夏至虽然热，但里面却有湿的气候特征。这是为什么呢？我们来看离卦，离卦的上下为两阳爻，中间是一阴爻，象征阳中有阴、暑必挟湿之象。所以夏至虽然天之阳达到最盛，但是在地则有暑湿。

夏天时越热，空气中湿度越大，人也就越感觉头昏脑涨、胸闷困倦，没有精神，这就是暑湿伤人的现象。

◎ 补肾助肺三伏天，慎补六味敷背安

> 仲夏之月，万物以成，天地化生，勿以极热，勿大汗，勿曝露星宿，皆成恶疾。忌冒西北之风，邪气犯人。勿杀生命。是月，肝脏已病，神气不行，火气渐壮，水力衰弱，宜补肾助肺，调理胃气，以顺其时。卦值姤，姤者，遇也，以阴遇阳，以柔遇刚之象也。生气在辰，宜坐卧向东南方。
>
> ——《遵生八笺》

仲夏也就是农历五月，夏至一般在此前后。夏至，金胎水死。肾为水，肺为金。水和金一个在冬，一个在秋。所以根据《素问》中"春夏养阳"的原则，除了要注意养当季的心，还要注意养秋冬的脏器。

《巧对录》中有这样一个故事：一位医生很擅长对对子。有一次一户富贵人家的主人请他去看病，医生到的时候正赶上富人在做衣裳，桌面上摆放着整匹的绸缎。富人想试探这位大夫，就指着绸缎说："一匹天青缎。"大夫脱口而出："六味地黄丸。"大夫才思敏捷，我们也能从侧面看出，在古时候，六味地黄丸这个药就已经深入人心了。

现代人一提到补肾，首先想到的就是这个药，再加上很多药厂铺天盖地的广告，把它说得好像是一年365天天天都能吃的补益品。但老话说得好，"是药三分毒"。药都是为了治病才使用的，吃多

了不但没有好的作用，还会吃出许多毛病来。还有一些药，比如逍遥丸，广告上宣传得像是女性滋补的佳品，其实逍遥丸是疏肝理气、健脾调经的好药，治疗女性疾病只是其中的一个功效而已。药名中的"逍遥"就有可以化解肝气不舒的意思，吃了这个药就不会郁闷了，情志就畅达了。所以像六味地黄丸和逍遥丸之类的药千万不能当成补药来吃，更不能当成日常的保健品。药就是药，补是养生的一方面，慎补也是养生的一方面。

春夏为阳升阳旺之季，其中又以三伏为最。三伏天指的是夏至过后第三、第四个庚日及立秋后第一个庚日。庚日属金，与肺相配，此时是温煦肺阳、祛散寒气的最佳时机。

现在很多人都有贴三伏贴的习惯。到了这三天，大家都挤到中医院，患者之多，可谓盛况空前。地域不同，医院不同，三伏贴的用药跟穴位也会有所区别。一般是把调配好的药敷贴在背部的肺俞、定喘等穴位，这样可以强健肺气。盛夏人体腠理开泄透达，人体的阳气得天阳相助，这时药物容易透过穴位深达脏腑，故此时用药能疏通经络、温补肺脾肾。

哮喘患者最适合用这种方法治疗。如果能坚持每年都到医院敷贴药物，效果是很理想的。哮和喘在中医上是两种病，但一般都关乎肺、脾、肾三脏，正好是贴三伏贴的对应病。

◎ 夜来虽热穿衣卧，绿豆胜冰消暑烦

人觉得热了的时候有这么几种办法降温，一是脱衣服，二是找个阴凉点的地方避暑，三是打开电扇、空调吹吹风，四是喝点冷饮。

这些方法都有效果，但哪些是比较好的，哪些会有害处呢？我们先来看看自然界中的动物都是怎么避暑的。动物都有皮毛，但是它们只是在秋天才会换毛，夏天就算天气再热也没见谁家的小猫、小狗把自己弄得只剩下光板没毛一张皮的。这说明哺乳动物中的大部分是不把皮肤直接暴露在外面而达到降温效果的。人的汗毛早已没有保暖的作用了，所以要靠加减衣服来适应温度的变化。动物不能褪毛，但人却可以脱衣服。有些男性盛夏时即使在外面也裸露上身，这不但不雅，而且还容易生出许多病来。不要说在外面，就是为了健康，在家的时候也不要把前胸后背赤裸出来，尤其是夜晚的时候，最忌赤身在开风扇或空调的房间里睡觉。

一年四季都有风邪伤人。《黄帝内经》中就有八风之说，其中风从南方来的，叫作大弱风。它内可侵入心脏，外可侵入血脉，被它伤害有患热性病的症状。古人避风犹恐不及，现代人睡觉时更不能袒胸冒风而睡。受热张开的毛孔很容易窜入风邪。风跟别的病邪还不同，风入人体后很难疏泄掉，既不能通过大小便排出体外，又不能自己再从毛孔窜出去。风性善行而数变，内可入脏腑经脉，外可停滞在皮肤之间。夏季之风易为心风，如果受到这种风邪的侵扰会有多汗、恶风、内热不通、大喜大怒、面赤舌红、疼痛不安等症状，要特别注意。

那么为了消暑，除了物理方法还有别的解内热的方法吗？民间的方法往往是最智慧的。中国人在夏天喜欢喝传承了成百上千年的绿豆粥，那就是一剂消暑的良方。

绿豆性甘、寒，能入心经和胃经。在夏天体热而小便黄赤的时候喝绿豆粥效果最好。很多人不知道煮绿豆的时候要不要把豆衣去掉，其实绿豆衣也是一味中药，药效跟绿豆一样，只是稍弱而已。所以作为一般清热消暑之品，不用特意将豆衣去掉。喜欢吃甜食的还可以加些蜂蜜，对消除热毒的痈肿也有很好的效果。

但绿豆毕竟是寒性的，体质虚弱的人不宜多食。久服会把体内的虚寒坐实，这样以后就更不容易调理了。

◎ 有言宣泄多倾吐，心脑不禁大喜悲

阳，在天为日，在地为火。夏至时天之阳就已经到达顶点了，这时人的精神活动受到阳气的鼓动，人容易烦躁，容易发火。在春天调养情志时可以尽量平和，但夏天就不能只靠平和来压抑心火了。

夏至的火已经盛大，就像山火一样，当只是星星之火时，还有可能扑灭，但如果已经成燎原之势，就很难扑灭了。这时我们的方法就是宣泄。可以适量地把心中的火气释放出来，让内外的阳气能够交通。

宣泄的方法有很多，如跟家人、亲戚朋友多聊聊天；做一些运动也可以把身体中过剩的能量释放出来；饮食上尽量不要吃上火的食物，像羊肉、狗肉就要少吃了。

如果家里有老年人，还要注意保持室内通风，尤其东南地区湿热严重，这种天气很容易酝酿心火，如果没有适当的自然风促使空气流动的话，就会使老年人感到心里烦热、憋闷。

夏季是心脏病、心脑血管疾病、高血压等的高发季节，人的情绪波动大的话血管可是受不了的。所以夏天更要注意，不要大喜过望，也不要大悲伤心，要保养好我们的心气。

六、坤卦——立秋：安逸宁静养脾胃

坤卦（☷）包括三个节气：立秋、处暑、白露。

立秋是秋天的开始。一般来说从这天起气温开始逐渐下降。但是事实上进入立秋后天气还是很热的，不但南方，就是北方地区也没有黄叶飘零的感觉，只是昼夜温差拉大而已。这从下一个节气处暑中也可以看出来。"处"有止息的意思，就是说暑热的天气结束了。前面说三伏中的第三伏也是在立秋之后，这也说明了立秋后其实还有一段高温的延续。

◎ 木床厚褥穿软袜，早卧早起待鸡鸣

立秋过后，天虽炎热，但已经是阳降阴生之季了。年轻人对这个季节可能不是很有感觉，但年老体虚的人则要开始在早晚频繁地加减衣服了。骨瘦体弱的老年人在立秋尤其是处暑以后，就不应再用凉席之类的物品了。一方面这些东西寒凉之性大，另一方面影响睡眠质量，老年人容易觉得硌得慌。老年人要想睡得安稳，褥子应该要厚软，所以从这时开始可以加一层薄褥。一年四季老年人的被褥都要渐加渐减，不能嫌麻烦。

现在很多人都喜欢睡席梦思，因为其弹性好，感觉也很软。但是这种软和棉褥的那种软可是两回事。早前就有很多报道说睡弹簧褥垫之类的容易给筋骨造成不好的影响。老年人和儿童就更应该尽量睡木床，嫌木床硬的话就铺厚点的褥子，这样既暖和又养骨。

这时除了要适当地加褥子，体弱虚寒的人还要注意不能再光脚

或穿丝袜了，而应穿上棉质的袜子。中医认为水性就下，火性趋上，表现在人体就是脚怕冻，头怕热。以前人们认为即使盛夏穿袜也是应该的。现在夏天一般都穿丝袜，但到了秋天，最好穿柔软舒适的薄棉袜，这样可以提前护持我们的阳气。须知这时阴开始复生，地气虽热，但天气已转性。

为了养气，到了秋天要早睡早起。秋主收敛，在这个时候就不能像在夏天时一样，把心火宣泄出来。一般秋天的时候大家都开始囤积一些东西，留着冬天用。动物也都是在秋天储藏食物、蓄积脂肪，道理是一样的。养生要积攒的不是脂肪，现在生活条件好了，我们也不用储存那么多食物。所以回归初始，我们要积攒的是过冬的气，是能抵御寒冷的阳气，是能抗病的正气。早睡就是为了收气，将阳蕴于体内。

《黄帝内经》中说："早睡早起，与鸡俱兴。"古代人计时设备匮乏，尤其是农民和平常百姓，都以鸡打鸣来判断时间，鸡叫了就起来干活。所以《黄帝内经》也告诉我们要跟鸡一同起来，它叫了，我们就该醒了。但是肺气在寅时最旺，秋燥又伤肺，所以建议大家还是不要过早起床，老年人睡眠时间少的，也尽量到五六点再起床，以便保养秋季的肺气。

◎ 量腹食瓜防不化，多进甘滑脾益佳

"秋收冬藏"，秋天是收获的季节，各色瓜果在这个时候多半都上市了。而且这时的水果都当季，味道比人为催熟的好得多，价格又便宜。所以这个时候大家吃水果也就比较多。但瓜果都是生冷之物，而有的人认为这个季节的水果不凉，有些买回家还要用凉水

泡一下才吃，但在传统观念中生食都含凉性，不宜多吃。

胃喜暖，胃暖了才能腐熟食物，如果吃了太多生食胃就会凝住，容易受伤，胃伤了，脾的运化也会受到影响。中医五行归类里在夏季和秋季之间有个长夏，属土，对应脏腑为脾胃。其实长夏就相当于这个时间段。由此也可见中医与《周易》的关联。立秋以后秋分之前，外暑阳仍炽，内微阴渐生，这时最宜调节脾胃。所以要提醒大家的就是这个时期要少食生冷食物，尤其是瓜果，一是要卫生，二是要适量。那么这个量究竟是多少呢？就是"量腹"。每个人的情况不同，年轻体壮的多吃点可能没事，但是老幼体虚的就不能贪嘴。

那保养脾胃应该吃些什么呢？秋为金，金主燥，燥表现在人体就是毛发枯焦、皮肤干涩、大便秘结、喉干易咳等。为了避免出现这些情况，就要吃些甘滑的食物。"甘之以悦脾性，滑之以舒脾阳。"木酸、火苦、肺辛、肾咸、脾甘，吃点甜的对脾很有好处。

我们希望自己的皮肤、头发都是顺滑的，尤其是女性，更是常用护发素、身体乳液等，但这些都是治标不治本的，想想我们身体里的津液都枯竭了，被燥邪伤害了，怎么可能还显出水润的样子呢？还有些老年人，一到秋季便秘就特别严重，很多运动少、挑食的女孩子也都有这个毛病，这都是身体津液缺乏的表现。所以这时我们要吃能让肠胃和身体发肤变"滑"的食物。

古人润滑的办法是"食麻"。麻在古代特指大麻，中药中有一味药叫火麻仁，就有很好的润肠通便作用。但是如果燥的情况不是特别严重也不用特意去药店买这味中药，日常生活中有很多食物可以代替。比如干果中的松子。把松子去皮打碎，熬一碗松仁粥，又香浓又润肠胃，还能生发脾阳。选松子的时候最好选那些白色饱满的，发黄有油味的就不好了。

◎ 世态炎凉皆看透，思虑半点不萦怀

去年我给一个国学班的学生讲课，其中有一位40多岁的女老总，她说自己说不上什么时候就腹泻，也不用吃药，过几天就好。她说话的时候双眉紧锁，据我平时的观察，她是那种心思细腻的人，又好操劳，成天大会小会不断，隔三差五还要做报告。我问她腹泻有没有规律，她想了半天说："没有。"我又问："那你上次腹泻前都干什么了？"她说："吃的应该没问题，我吃东西一直很注意，况且第二天还要去开很重要的会，头天晚上我都没吃进去什么。"听她这么说我心里就有底了，然后又问："那你为开会做了什么准备？""有啊，每次如果有重要的会议要开我都很紧张，也不知道为什么，都开了这么多年的会了，还是这样。我会准备要讲的内容，有时要想到半夜才睡，晚上开始就腹泻，过了第二天就好。"

我这个学生的情况其实在很多人身上都发生过，有些学生在考试前会吃不下或腹泻，有些人第二天要出门旅游，头天晚上也会腹泻。这种腹泻时间不会太长，一两天自己就好。

我给这个学生开了个方子，告诉她："我有一个办法，一点药都不用吃，就能让你痊愈。"她很惊讶，不太相信。我说："你这种腹泻是脾的问题。不是说你脾有毛病，而是你的思虑太过，伤到了脾脏。脾在情志主思，就像我们说怒伤肝一样，思则伤脾。这不

是中医随便说说的，像你这种情况的大有人在。如果你能减少思虑，这种现象自然就好了。"

"那思虑怎么能减少呢？"她还是很迷茫。"下次开会的时候你试试把材料准备好后就不要重复考虑，晚饭后一个小时运动运动，看看电视，聊聊天，总之尽量不要管它，你觉得你不多想几遍最坏的情况会是什么？""也没有什么吧？我平时思路很清晰的，其实在会上发言、做报告都很好的。""对呀，所以你索性不管，试试看。"

下次再来上课的时候她很高兴，一直说这太神奇了，怎么这样就好了呢，居然不用吃药就可以治好腹泻。其实很多情况都可以靠我们的情志进行调节，平时保养脏腑，调节心情，健康就不期而至了。

要想保证脾脏的健康不仅要少思虑，而且还要注意在这个季节进行保养，因为这是脾气旺盛的时期，所以往往能收到事半功倍的效果。除了上面说的饮食和生活习惯的调节，还可以每天利用半小时按摩脾胃上的经穴。比如大横穴，它在脐旁四寸，也就是乳头与胸正中线的距离。在大横穴和脐之间还有一个穴叫天枢穴，天枢穴是足阳明胃经上的穴。这样左右一共就有4个穴位，这是每天都可以按揉的，尤其对于平时易腹泻、便秘的人，应该多按，另外在腹痛时也可通过指压按摩来缓解。

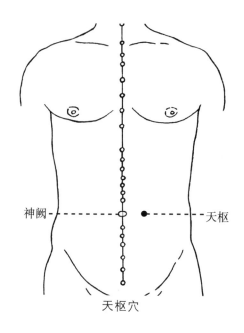

神阙 — — 天枢

天枢穴

《易经》养生大道

七、兑卦——秋分：深秋防干防咳嗽

兑卦（☱）包括三个节气：秋分、寒露、霜降。

秋季共90天，秋分就是平分秋季，这一天刚好是秋季的一半，因此称秋分。这时阳光直射赤道，昼夜几乎等长。北半球的秋天一般从秋分才真正开始。

《春秋繁露·阴阳出入上下篇》中说："秋分者，阴阳相半也，故昼夜均而寒暑平。"这时的阴阳相半一是指它处于夏冬两季之间，二是说秋分这天昼夜平分，各12小时。

秋燥之气，轻则为燥，重则为寒，化气为湿，复气为火。

重则为寒者，寒水为燥金之子也；化气为湿者，土生金，湿土其母气也。

——《温病条辨·上焦篇·秋燥》

兑卦下两爻为阳，最上面一爻为阴，说明这一卦既有燥阳又有寒湿。正像《温病条辨·上焦篇·秋燥》中所说，秋天的燥气轻则为燥，还可根据当年气候的不同，分别化成寒、湿、火等外邪。兑属金，金生水，所以能化寒。土又能生金，湿土为金之母，所以又掺杂着湿。

◎ 搓热双手熨眼目，健体轻身冻头脑

到了秋分，大江南北都能感觉到秋的气息了。秋分时金旺，金克木，所以秋又为木死之季。这时要注意两方面的保养。一是养肺，因为这时肺为当季之脏腑；二是养肝，因为肝气极弱，必须保存这一点点"种子"，到了冬季，肝气就能重新孕育，到春季生发。

到了秋天我们都会觉得空气里的水分特别少，尤其是黄河以北的地区。人和人的表现可能有差异。比如有的人从这时开始皮肤就易起皮、干燥；有的人觉得嗓子干，喉中好像有痰，吐又吐不出，咽又咽不下；有的人眼睛特别干，使劲一闭眼又觉得酸疼难忍……这些都是燥的表现。症状虽然不一，但原理是相同的。

我教过大家春季的时候把手搓热敷脸，这里再教大家一个防止燥伤眼的小方法。将两手搓热，然后整个手掌敷压在眼睛上。手上的温度可以促进眼周围的血液循环，微微的压力可以促进视距的回调。这个方法对三种人特别有效，一是老年人，二是久用电脑的上班族，三是学生。人到老年气血虚，精血不能向上濡养双目。电脑族和学生都大量用眼，"久视伤血"，这类人肝血必然会受到损害。我们说"眼睛是心灵的窗户"，当把眼睛闭上时，也就暂时断绝了与外界的联系，再以温热的压力促进血的运行，这样就能起到

行血养眼的目的。怕眼周围会长细小皱纹的女性，也可以使用这个小方法，尤其在洗完脸，涂了眼霜等保养品后，这样做能促进对营养物质的吸收。

到了秋分，天气基本转凉，这是老年人强身健体的好季节。老年人最好能学学太极拳之类的活动筋骨的运动。不用打得很精准，这些动作开合比较大，从肉到筋到骨都能运动到。身体不好的老年人可以学学"甩手功"。主要目的就是让肉和筋都能得到锻炼，而且秋天的运动要稍微用点力，这与春天的健走有所不同。秋天草木凋零，整个自然界的阳气都在寻找归息的地方，就等着冬天到来，蛰伏聚藏。所以人也容易沉静，身体会变得沉硬。这样一来就必须人为地把筋骨肌肉拉开，提醒它们继续健康地工作。因此，适当的体育锻炼，尤其是让人精神振奋、能增加气力的运动更是应该常做。

从立秋开始，老年人就要注意保暖了，但这里我却说要"冻头脑"，这不是自相矛盾吗？其实不是的，头为诸阳之会，阳气都蒸腾于上，而且人身最高点是头顶，也最接近太阳，所以头可以说是人体最经冻的部位了。我们要暖脚，同时也要适当地冻头。"脑为髓之海"，是元神的寄居地，如果脑不清明了，我们的精神就会被搅扰，而凉爽的天气有利于我们保持清醒。再者，先适应寒冷的天气才能培养耐寒的体质，在秋天我们不妨冻冻头，给身体一个缓冲。

◎ 肺怕伤津多饮水，痰咳虚热梨子粥

炎热的夏季使心火已经亢盛到顶点，所以必须有秋的肃杀、收敛来对其加以制约。秋为阳中之阴，这时既有阴又有阳，又怕阴阳

有一方偏盛，与人的肺脏特点相同。"肺为娇脏"，其娇贵之处就在于冷也不行热也不行，燥也不行湿也不行。就像恒温动物，总要在一个相对固定的温度上，它才能正常生活。

秋天干燥的空气对肺是个不小的挑战。肺的作用之一就是把脾运输来的津液中轻清的部分向外、向上输送，把混浊的部分向内向下输送。如果肺不能促使皮肤排出汗液，就容易导致水肿，或皮肤干燥、脱皮。缓解这种情况的最好、最经济的办法就是多喝水。因为体内的津液在秋天容易被燥炼掉，所以补充水分是最根本的方法。水源充足才能保证肺的正常运动，否则肺就"巧妇难为无米之炊"。

秋天风大，尤其北方的一些城市，常感觉沙石漫天，好像空气里一点水分都没有。同时也觉得嗓子好像被风沙吹干了一样，或者有痰堵在气管里，憋闷得很。

有一个很简单的食物可以解决这个问题，就是很多家庭都会吃冰糖蒸梨，它又甜润又治病。一般做法把梨拦腰切开，去核，内部的梨肉稍微弄碎点儿，放入一些冰糖或蜂蜜，再把上半部的梨盖上，然后蒸熟就可以了。可能有的人会觉得这样有些麻烦，再简单点，可以把梨削成小块，放到电饭锅里，加点水和少量的冰糖或蜂蜜，跟煮粥似的煮一下就可以了。

要提醒大家的是，雪梨不要去皮，如果虚热咳嗽的症状很严重，还可以在里面加几粒川贝母，但不要加多。

有人说："我也经常吃梨啊，为什么还是会肺燥咳嗽呢？"梨味其实是甘、酸的，其性为寒，吃多了还容易损伤脾胃呢。所以古医书说梨"生者清六腑之热，熟者滋五腑之阴"。无论蒸煮，每次都不要吃太多，最好一天两次。也可以把梨切片，加粳米煮成粥，当早餐吃。

◎ 金主肃杀思振奋，秋虽寂寥胜春朝

"秋三月，此谓容平。"秋天是万物成熟，容受平定宁静的季节。"收敛神气，使秋气平，无外其志，使肺气清，此秋气之应，养收之道也。"这时要收敛精气神，减少秋季的杀气，使其平息。不要外驰，要让肺气清静。这就是保养收敛秋气之道。

秋天是收获的季节，中秋节也在秋季，一般家人都聚在一起赏月，吃水果、月饼。但是秋天给人的感觉却与这种丰收的喜悦大不相同。到了秋天人们看到草木凋零，感觉冷冷清清，这时期阳气在做回藏前的最后挣扎，阴气渐渐充盈于天地之间。

古时候为了避开农时多在秋天开始结兵打仗，打仗就要兵戎相见，就有死伤。而萧瑟的秋风又容易让人心情不好。有一首很有名的宋词，开头两句就是"何处合成愁，离人心上秋"。什么是愁？就是心上加个秋。秋瑾也说"秋风秋雨愁煞人"，可见古人悲秋不是没有原因的。

在秋季，尤其是深秋，怎样调养我们的精神，不使它受到这种阳收阴长的影响呢？那就要安宁。思维要趋于平静，不要张扬，这样就符合秋天阴阳消长的特征了。让精神平静不等于低迷，不能让生气随秋天泄掉，还要保持乐观的心态，不要到了秋天就和古人似的悲起秋来。秋高气爽，积极振奋的心态可以让我们的身体也觉得轻松起来，度过一个开心的秋季，人也会觉得年轻。

八、乾卦——立冬：养骨温阳初冬始

乾卦（☰）包括三个节气：立冬、小雪、大雪。

习惯上，我国人民把这一天当作冬季的开始。《孝经纬》中说："霜降后十五日，斗指乾，为立冬。冬者，终也，万物皆收藏也。"冬是指一年的田间劳作结束了，作物收割之后要收藏起来的意思。立冬一过，我国黄河中下游地区就要结冰了。

◎ 冬季叩脚最养骨，早卧晚起待日光

肾主冬，主骨生髓，在冬季要注意肾脏和相应功能的保养。其实在立冬到冬至之间按周易八卦来看，还是属于秋冬之间的。乾卦也属金，而不是水，说明还没到深冬，冬至才是肾气最旺的时候。但老话讲未雨绸缪，所以要想保养某个脏腑和身体的某种功能就要提前着手。

一入冬就要注意骨的保养，尤其是老年人。老年人的骨的情况关系到晚年生活的质量。骨健就能支撑整个身体的重量，能行动，不易骨折受伤，也不会成"弓背奶奶""弓背爷爷"。

要保证骨的健康首先要保证肾的健康。火性炎上，水性就下，我们也都知道"水往低处流"的道理。所以人体的脚非常重要。我们的脚底只有一个穴位——涌泉穴，脚心有个人字沟，它就在脚掌前1/3人字沟的交点上。

这是肾经的第一个穴位，也就是肾经的"根"。什么是根？根就是根本、开始，是肾气的起始。这类穴也叫"井"，我们看到井就会想到是出水的地方，也就是源头，是精气的源泉。而肾经的起

穴又叫"涌泉"，就是让精气源源不断地喷涌而出。此处也接地气，因为只有它直接贴在地面上，大多时间都与地气相接，因此我们才总是强调脚要保暖。

立冬过后，每天晚上用热水泡脚后，就用两手大拇指在这个穴位上按揉。脚掌皮层一般比较厚，老年人多体虚乏力，力道不容易渗透，这时做子女的最好能帮帮忙，一边陪父母聊聊天，一边帮父母按按涌泉穴。夫妻也不妨互相按摩，今天你累了我帮你按按，明天我累了你帮我按按。如果没人帮忙也不要紧，自己慢慢按，边看电视边按，既不耽误事儿又能保健。

按完后用两手手掌搓双足内侧面，也就是脚大拇指侧面。这里有很多重要的穴位，肾经、脾经都从这里经过。搓到温热就行了，如果能再按按就更好了。

这些好用的方法我告诉过很多朋友。有一次一个朋友说："你说完我就想做啦，但过几天才是立冬呢，我好不容易才忍住。"我听了之后不由得大笑。不光是节气养生，其他的养生方法也都没有那么拘泥，非要哪时哪刻做什么，错开一点也不行的方法不是没有，但太少太少了。对于保健，要掌握阴阳的大规律，《周易》告诉我们的也无非就是阴阳，其他的都是从这两个范畴派生出来的，是人为的细分，所以把握总则，然后适时而行就可以了。我们说什么节气做什么事也是个大概的情况，北方和南方气候相差那么大，也不可能都统一，所以养生不要刻板。像按揉涌泉穴，要是能一年365天都做才更好呢。

在秋季的时候我们说要早卧早起，按古代的计时法就是早也不要早于鸡叫前起。到了冬天还要晚一点，一般要等太阳出来了才起。这时候开始见阳气，年老体虚的人这时起床不易被阴气所伤，使人体之阳接于自然之阳。但很多上学、上班的人都是天不亮就得爬起来，这也是没有办法的事，而有条件的就尽量多睡一会儿。当然，多睡可不是要太阳晒脊背了才起，那样阳气不得生发，所以我们才会有越睡越不清醒、越睡越累的体会。

◎ 固气少酌山药酒，性防积冷定须姜

山药本来叫薯蓣，因为唐代宗名叫李豫，为了避讳，山药只能改名。到了宋朝，宋英宗又叫赵曙，为了避讳曙字的音，最后就把它改成叫山药了。

山药是平补的药物，它的作用很和缓，能入脾、肺、肾三经。不但滋阴补气时可食用，而且脾胃虚弱的时候也可以食用。爱喝酒的人可以到药房买些处理过的山药来泡酒，如果肾虚严重还可以把它和山茱萸、熟地黄一同泡，每天喝上两盅，对固肾气、养阴津很有好处。不过要注意，饮用不可过量，别以为是药酒就可以随便喝，还有不用全年都喝，跟上面我们讲的按摩涌泉穴不一样，一般喝到立春就可以停了。

喜爱《红楼梦》的朋友肯定对大观园里吃螃蟹的那段故事记忆深刻。薛宝钗作了一首螃蟹诗，其中有一句是"性防积冷定须姜"。古人在吃螃蟹时都要配上姜，因为螃蟹性寒，要吃点姜把寒气化开。

有句俗话叫"男子不可百日无姜"，姜是温阳的圣品，不但男性需要，而且对女性也一样重要。到了冬天，无论外面天气多冷，

可能冻到我们的皮毛，但千万不要让它冻伤我们的脏腑。这时不妨在做菜的时候加些姜，女性多吃些姜还不容易生老年斑。

姜喜欢长在温暖、湿度适宜的环境中，阳光要温煦，又不可太燥烈，在这种环境中生长的植物，上不失阳，下不失阴，得阳又非大刚大烈之暴阳，得阴又非寒冻霜凌之至阴，其温阳的作用必然强盛，又不会大伤阴津。不单单是吃，用它洗头洗脚功效都如小药。

但姜也不是什么人都适合吃的。宋朝奸臣秦桧一直想通过拉拢权臣来控制朝廷。一次，他写帖请大臣宴敦复，宴敦复早就知道席无好席，宴无好宴，不仅谢绝赴宴，还叫使者带口信给秦桧，说："姜桂之性，到老愈辣。"民间所谓的"姜还是老的辣"跟这个故事如出一辙。姜毕竟是辛辣之物，老姜更胜新姜，所以体虚寒盛的人宜食，但阴不足、阳偏亢的人就不宜多吃。

◎ **身要息止心要静，无怨无惧百病消**

《阴符经》说："自然之道静，故天地万物生。"气功里有一门"龟息功"，练功时只需静坐潜心，然后按功法运气修炼即可。可为什么要像乌龟那样呢？龟是好静而长寿的，它最懂得息止对于生命的意义。

到了闭藏的冬天，就如同土地一样，人的身体也要休息了。我们说早卧晚起，说保精养气，其实都是给身体一个环境，让它能歇息，等来年春天再跟万物一同复苏。这时我们的神，我们的心也要休息。心神要静，静不是完全的不动，出家人尚不能完全做到，我们也就不必这样做。所谓的静、止，是说我们的思虑不要太杂、太多。

冬属水，在情志上主恐。对于老年人来说，恐的是什么呢？常听到很多年纪大的人说"不知道今年还能不能过去","真是老太太过年，一年不如一年"。对生命的渴望和时间的不可逆转性往往让人心生惶恐。但我们再想想，这世界上可不是每个人都能活到七八十岁的，我们能活到这个岁数，每天吃饱了，还能出来聊聊天、晒晒太阳，跟朋友打打小牌，享享天伦之乐，不是应该庆幸、应该感激的吗？这样一想，还有什么可怕的，还有什么可愁的呢？我们要做的就是把身体养好，每天快快乐乐地生活。

九、坎卦——冬至：最宜护阳养气血

坎卦（☵）包括三个节气：冬至、小寒、大寒。

冬至这一天北半球白昼最短，黑夜最长。古人对冬至的说法是阴极之至，阳气始生。冬至以后，北半球的白天就逐渐变长了。

"冬至日阳气归内。"正如坎卦所示，这时虽然气温最低，但中间已有一点阳气开始凝聚。冬至，水旺。我们的肾阳已经达到顶点。就像夏至的离卦中有一阴一阳，我们须知天气与地气其实是不同时的，所以在天之阳高的时候，气温都会很高，但地气却会有残余的阴气。

◎ 年高少浴不早出，大热生汗恐春伤

现代人都很注重个人卫生，而且生活条件也好了，数九寒天的时候大江南北"各显神通"，或暖气或空调或小太阳，把室温调高。这时大家都觉得跟夏天似的洗个热水澡对身体没什么，反正屋

子里不冷，也不会感冒。

其实在冬天即使室内温度再高，老年人也不宜洗澡太多。现在冬天也能享受到的温暖是跟自然界规律相悖的。天地有四时，阴阳有消长，人在冬天身体也应处在闭合的状态。说得通俗点，洗澡的时候腠理毛窍是张开的，体内的阳气容易散掉。在夏季，外面也充满阳气，这样人与自然的气息交流置换，以阳易阳，符合自然规律。但冬季即使人为地把室温升高了，天地间还是阴盛阳衰。老年人体弱，阳气本来衰微，所以以养、以保为要，适当减少洗澡的次数是必要的，这也不代表就是不卫生，比起古人"一生三浴"，我们的卫生情况可是好太多了。

早上外面有雾气或能见度低时，尽量等雾散了、粉尘沉淀了再出去。冬季早上的温度很低，起床尚要迟一些，晨练就更要推迟点，等天地阳气渐充时再出去就不容易生病了。

再有冬主收藏，大汗伤津，所以尽量不要出太多汗。有些人觉得汗是体内没用的水分，出出汗能把身体里一些有害的物质排出来。汗液确实会带出毒素，很多中药都是靠发汗达到治病目的的。《灵枢》中说："腠理发泄，汗出溱溱，是谓津。"汗有温养肌肉、皮肤的作用。因为汗是走皮肤的，所以为阳，而津液中的"液"走的是骨，是脑髓，所以为阴。这样我们就可以理解大汗伤阳的原因了。冬天我们养身体里的本真，等到春天的时候就像有了萌生的种子。如果冬季时常大汗，就会使阳气轻浮，体内无根，到了春天就容易生温病。

◎ 男子保精枸杞膏，女养气血大枣汤

古语说："去家千里，不食枸杞。"为什么离家远的时候不吃枸杞子？因为它养精固阳的作用太好了，男子阳精太壮又不在家中岂不容易乱性？所以古人说的话既有智慧又有趣。

枸杞子能入肝肾两经，是补虚的圣药，因为是平补，药效比较缓和，所以平时吃一些或加在食物中也没问题。上了岁数的人，或本身肝肾不足，平时常腰酸头晕、视力下降、男子遗精的，都可以吃一些。民间盛传的枸杞膏，比我们一般生吃的枸杞子药效要好，大家不妨试试。

把枸杞子用水洗净，捣烂，加点水用慢火熬煮。熬的时候多搅一搅，不要熬煳粘底。要熬得稠一点，晾凉后装在密闭性好的容器里，每天早晚吃上一匙，吃到立春即停。古人说枸杞膏能"轻身壮气，耳目聪明，须发乌黑"。

枸杞子也是滋阴补精的常用药，其味酸甜，口感很好，还能抗衰老，提高免疫力。但也不是所有人都适宜长期服用的，比如低血糖就不要天天吃枸杞膏了。

女子赖血而生，血为体之阴，正符合女阴之性。大枣在中药里其实首用于补气，兼有养血的作用。传说古时候宫里有位娘娘，派了亲信去给她找驻颜益寿的方子。这亲信有一天走到了一个破旧的村子，实在口渴，就敲了一家门，想要喝口水。给他端水的妇女双手很粗糙，看这双手的粗糙程度此人足有50多岁，但看其脸色紧实光泽，身体硬实，气力颇好，也就是30岁上下。于是他好奇地问妇女多大年纪，这妇女说已经50岁了。这亲信大惊，问她吃了什么好

东西才保持不老的。这妇女苦笑着说："还好东西呢，一天到晚都吃不饱。有时就靠几个枣子顶着。"原来这妇女家着实穷得很，打的粮食不够吃，每年秋天就把家里几棵枣树的枣子晒干，放在大缸里，冬天粮食不够了就吃枣充饥。几十年下来，虽然年纪渐增，体力气血却一如青年。

我们很多人都像这位娘娘一样，费尽心思想找些偏方秘法延年益寿，但真正有效的方法其实就那么简单，古代就有"上有仙人不知老，渴饮礼泉饥食枣"之说，可见大枣真是温补的好东西。

枣最好是色红肉厚的，吃起来香甜黏软，但作为养生来讲每次不宜多吃。每天生吃几颗，或放在粥饭里都可以。为什么不给女性介绍一些直接补血的药物，而是这补气兼补血的大枣呢？血就像是江河里的水，流动起来才能保持里面的生态平衡，干净清澈。这就是所谓的"流水不腐"的道理。血在我们的身体里也是要不停流动的，如果流得慢了，里面有害的东西就容易沉积在血管壁上，久而久之，血管就像堆满淤泥的河床。那么怎么能让血正常地流动呢？中医讲"气为血之帅，血为气之母"。气是血液生成和运动的动力，血又是气的载体和化生的基础，所以在冬天万物运行都放慢脚步的情况下，我们身体的运行也是缓慢的，这时不但要养血，而且更要养气，养推动我们体内运动的原动力。所以女性在冬季每天都能吃几颗大红枣的话就再好不过了。

◎ 不拘不纵温和性，水火相交迎初阳

冬至是一年中阴到尽头，阳开始复生的时候。如果用十二消息卦来划分节气，则此时是复卦，也就是一个阳爻五个阴爻的一阳来

复。为了迎接阳气的到来，这时我们的精神要处于一种休息、静养的状态。

为什么我们说这时要水火相交呢？冬属坎，坎为水，水为肾所主，好像跟火没什么关系。《周易》中有一卦"水火既济"，既济就是已经过河了。这卦上为坎，下为离，水在上，火在下。如果按照我们惯常的理解来看，水性是就下的，火性是炎上的，好像倒错了，应该是个不太吉利的卦。但正因为水在上，才能向下流，浇灭心火。所以，水和火交织在一起时，心火就不会过于亢盛，而肾水也不会过于凝聚。

养精神其实养的就是一种平衡的状态，如果心肾不交就会出现失眠、心悸、健忘、遗精等症状，所以要掌握好水与火的关系。冬季要温和，对情志既不过分地拘控，也不要放纵。如可以常跟朋友家人出去吃吃饭，小酌一番，但是不要喝得大醉；晚上可以出去娱乐一下，但不能直到筋疲力尽才回家……凡事要有度，像醉酒、透支型的娱乐都是伤身的，任何时候都应该避免，在冬季尤其如此，如果不注意这些方面，受到的伤害会更大。

十、八卦节气养生总则

十五日得一气，于四时之中，一时有六气，四六名为二十四气也。然气候亦有应至而不至，或有未应至而至者，或有至而太过者，皆成病气也。

但天地动静，阴阳鼓击者，各正一气耳。是以彼春之暖，为夏之暑；彼秋之忿，为冬之怒。是故冬至之后，一阳爻升，一阴爻降也。夏至之后，一阳气下，一阴气上也。斯则冬夏二至，阴阳合也；春秋二分，阴阳离也。阴阳交易，人变病焉。此君子春夏养阳，秋冬养阴，顺天地之刚柔也。

小人触冒，必婴暴疹。须知毒烈之气，留在何经，而发何病，详而取之。是以春伤于风，夏必飧泄；夏伤于暑，秋必病疟；秋伤于湿，冬必咳嗽；冬伤于寒，春必病温。此必然之道，可不审明之。

——《伤寒论》

◎ 春夏养阳，秋冬养阴

如果一个人是阳性体质，在秋冬就要扶助阴气；如果是偏阴的体质，在春夏就要扶助阳气。

◎ 节气迟速，注意病气

如果到了一个节气而迟迟没出现对应的天气现象，或还没到那个节气，所对应的现象就早早出现了，比如霜降后气温还是很高，迟迟没有霜降出现，这就是反常的季节。该热不热该凉不凉，人体就很容易被逆乱的气候所伤，所以要注意。

◎ 前季不适，后季甚之

如果春天做了不利养生的事，或觉得身体不舒服，就要注意夏季的保养，因为很多疾病在当季只是埋下病根，真正发病是在后面一个季节。

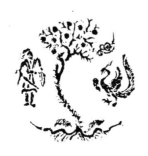

第四章

《易经》八卦的脏腑养生

- 五脏六腑与八卦卦象相对应
- 依照八卦，心肝脾肺肾均能安然
- 养生六字诀，五脏六腑全调遍

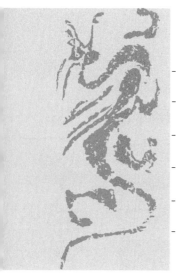

《易经》本身没有提到五脏六腑，但是《易传》中已提到

八卦和五官四肢的关系，而后世在这个基础上逐渐形成这一套藏

象系统。

藏象是中医理论的核心，是中医对人体生命功能结构的根

本认识，是东方生命科学的基础。所以，脏腑养生也是养生需要

重视的一方面。

一、《易经》卦象指导下的人体"象系统"

现代人常说"脏腑""内脏""五脏"等词，这些都是指我们体内的脏器，而在中国古代，乃至现在的中医领域中则会经常提到"藏象"一词。那么"脏"与"藏"有什么关系，又有怎样的区别呢？要想弄明白两者的联系，就必须从《易经》谈起。

◎ 从"易"之卦象到"医"之藏象

《周易》有一句名言："易者，象也；象也者，像也。"这句话的意思是"易"从根本上说就是一个"象"字，"象"就是"像"。

"象"有四个含义：一指卦象，就是《易经》创造的卦号符号系统；二指物象，就是万事万物的形象；三指意象，就是经过人为抽象、体悟而提炼出来的意义符号；四指取象，就是以卦象符号比拟万事万物，或从万事万物中推导出卦象符号。这四个含义中前三个含义都是名词，写作"象"；后一个含义是动词，写作"像"。

整部《易经》从某种意义上说就是从卦象到物象、从物象到意象的双向推导、双向比拟过程，《易经》思维实际上就是"象思维"。

中医、气功所采用的思维当然也是"象思维"，中医讲究藏象、脉象、征象、阴阳之象、五行之象……气功讲的"气"实际上也是一种"象"。"象"有有形的"形象"和无形但可感的"意象"两种，"象"又可转换为符号、模型。

◎ 身体内部的"象系统"

"藏象"是中医理论的核心，是中医对人体生命功能结构的根本认识，是东方生命科学的基础。

"藏象"两字的意思简单地说就是"内藏外象"。"藏"（zàng）就是"藏"（cáng），隐藏，指隐藏于人体内部的脏腑器官，包括五脏（肝、心、脾、肺、肾）、六腑（胆、胃、小肠、大肠、膀胱、三焦）、奇恒之腑（脑、髓、骨、脉、胆、女子胞）；"象"，王冰的解释是"所见于外可阅者也"，就是可以观察的形象，其实还应包括虽不可见但可感受的意象。"藏"与"象"，一个在内，一个在外，内外相应、内外同构。"藏象"是一个表述内脏的"象系统"。

现在不少人把"藏象"写作"脏象"，虽然"藏"与"脏"只有一字之差，但反映了两种不同的思维方式，"藏"反映的是意象思维的方法，"脏"反映的是具象思维的方法。从《黄帝内经》思维方法来看，应当写作"藏"字。

◎ 藏象的实质

藏象的实质在于它是一种符号，是一种模型。

近代大医恽铁樵说："《黄帝内经》的五脏，非血肉的五脏。"（《群经见智录》）西医讲内脏系统是指解剖学上的脏器实体，是"血肉的五脏"；中医讲脏腑系统不是指"血肉的五脏"，而是指一种思维模型，既包括西医讲的五个实体的器官，又包括这些脏器的功能等。

中医五脏——心、肝、脾、肺、肾并不等同于西医的心脏、肝脏、脾脏、肺脏、肾脏，其不是脏器实体，而是指心功能系统、肝功能系统、脾功能系统、肺功能系统、肾功能系统。五藏统领人体的其他相关功能的器官、组织，与它们产生联系。

《黄帝内经》说"肺与大肠相表里"，"心开窍于舌，其华在面"。这在西医看起来莫名其妙，依照西医的观点，肺属呼吸系统，大肠属消化系统，两者风马牛不相及。中医则认为，肺与大肠，心与舌、面等有相同的功能、属性，所以可归为一类。

可见中医注重的是功能，而不是实体。

中医藏象是模型，西医脏器是原型。藏象模型是对脏器原型的模拟，因此藏象不可能完全等同于脏器实体。

有人认为，古代医家是不自觉地、无意识地、自发地、身不由己地运用了这种思维方式。这种观点值得商榷。我认为从原型转化为思维模型，是中国人的思维偏向与早熟的思维模型共同作用的必然结果。

中国人早期就有一种注重动态功能、轻视实体结构的思维偏向。在医疗实践中，发现有的脏器虽然形状不同、结构上没有联系，但却有相同的功能或性质，于是就将它们归为一类。如心脏跳动，脉搏也跳动，而从舌头和面色上又可反映心的情况，故将它们归为一类。

因为阴阳、五行、八卦这类模型最晚在西周末年就已大体形成，所以对脏器的归类就可以借助这类模型，这是一种自觉的而不是自发的行为。在藏象理论构建中，如原来的脏器"原型"与这个功能模型不相符，那么宁愿改变"原型"也要适合这个思维模型。如"左肝右肺"，从实体脏器看应该是右肝，但从功能上看，肝主升、肺主降，更重要的是在后天八卦的模型中，木在左、金在右，所以为了适应这个模型，则提出"左肝右肺"说。

藏象是一个含有哲学与科学双重意义的概念。

这种以五行整体划分的方式与《易传》八卦划分世界的方式是完全一致的。它们的分类原则都是以功能特性、动态联系为依据。将功能相同、行为方式相同、动态或静态属性相同、能相互感应的事物归为一类，体现了"天人相应""天人合一"的整体观念和全息思想。

其实《黄帝内经》藏象学说与人类早期对藏象的认识是不同的。古文《尚书》《吕氏春秋》等认为脾属木、肝属金、肺属火、心属土、肾属水，这是从五脏解剖位置立论的。《黄帝内经》发现这种配应与五脏生理特征不符，于是从五脏生理特性出发，调整五脏与五行的配应关系，以脾配应土、肝配应木、肺配应金、心配应火、肾配应水，反映了《黄帝内经》注重功能的特点。

以《黄帝内经》为代表的中医理论没有明确按八卦理论将脏腑分为八类，而是采取五行学说模式，将人体分为五大系统，并与自然界的相关事物联系起来，对整个人体和有关自然事物进行五行归类，建立起以五脏为核心的人体整体功能动态模型。

风从南方来，名曰大弱风，其伤人也，内舍于心，外在于脉，气主热。

风从西南方来，名曰谋风，其伤人也，内舍于脾，外在于肌，其气主为弱。

风从西方来，名曰刚风，其伤人也，内舍于肺，外在于皮肤，其气主为燥。

风从西北方来，名曰折风，其伤人也，内舍于小肠，外在于手太阳脉，脉绝则溢，脉闭则结不通，善暴死。

风从北方来，名曰大刚风，其伤人也，内舍于肾，外在于骨与肩背之膂筋，其气主为寒也。

风从东北方来，名曰凶风，其伤人也，内舍于大肠，外在于两胁腋骨下及肢节。

风从东方来，名曰婴儿风，其伤人也，内舍于肝，外在于筋纽，其气主为身湿。

风从东南方来，名曰弱风，其伤人也，内舍于胃，外在肌肉，其气主体重。

——《灵枢·九宫八风篇》

在《灵枢·九宫八风篇》中，自然界被分为9个方位（中间方位不用，实为八方），即后天八卦、河图洛书八方九宫模型，然后将八藏与其相配。

八卦八方八藏对应表

八卦	艮	震	巽	离	坤	兑	乾	坎
八方	东北	东	东南	南	西南	西	西北	北
八藏	大肠	肝	胃	心	脾	肺	小肠	肾

无论是五藏配五方还是八藏配八方，都是象数符号模型规范下的产物，这种方位规定体现了中国人象数思维的特征，在中医临床实践中又往往与藏象生理功能相符合，于是就这么沿袭下来，因此

千万不要以为五藏或八藏方位与人体解剖的实际方位不符合就轻易加以否定。

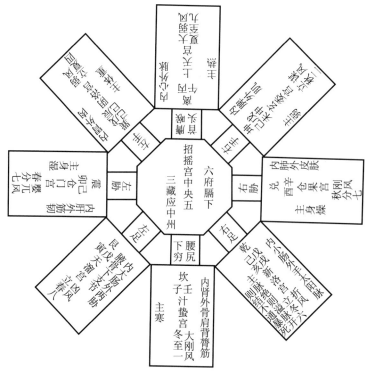

九宫八风图

二、离卦——心：保护身体的君主

◎ 从离卦看心的特性

每个人都有自己的长相，自己的性格特点、喜恶。藏象也一样，它们各有各的样子，也有自己喜欢的和讨厌的。如果弄明白了它们的性格特点，能让它们健康愉悦地工作，我们还愁身体不好吗？

心所在之卦属离，离为火、日、南、夏，这样类推，心一定有像火一样的特性。所以心又被称为"阳脏""火脏"，阳气旺盛了心的搏动作用才好，血脉温暖，人也有精神。但如果阴阳不协调，心阳太强，心阴不足，不能抑制阳气，人的精神就躁动。

◎ 我们的血脉与神

"心者，生之本，神之变也。"中医把心作为身体最重要的器官，它统领着人体最重要的功能。《黄帝内经》说它是生存的根本，一个人如果失去了心的功能，那就活不成了。那么心究竟有什么样的生理机能，能对人体产生这么大的作用？

心主血脉。心就是人体的发电机，就是血泵。如果心气不足，心脏跳得没有力度，血就不能100%地被输送到四肢百骸。如果心阴不足，心跳得够快，但是每次输送的血量却不多，犹如正常人每次挑一桶水，挑5次就够了，但心阴不足的人就要挑10次，每次挑半桶水，事倍功半。如果心阳不足，则心的运动又迟缓无力。

脉是什么？可以说脉是血液在其中流动的管道。血流经的这些管道不像钢筋水泥管一样管腔大小不变。脉管是能够收缩舒张的，如果心的功能正常，这些脉管就会通畅，有规律地收缩舒张。如果心气、心阴、心阳有问题，脉管就可能会阻塞或收缩舒张不利，这时就会有心胸憋闷、疼痛、口唇发紫、心慌等症状。

心还主神。神就是情感、精神、思维等活动。我们常说"心里高兴""心想事成""心思缜密"，中国人一直认为这些都是心的重要功能。

◎ 心好不好看脸色、看舌、看汗

心"其华在面"，如果心气不足，脸色就发白，看着晦暗；心血不足脸色就没有光彩；如果血流通得不顺畅，脸就发青发紫；心阳太足、火亢，脸就发红。

"心气通于舌"，一个人要是舌尖发红老人看到了一定会说："上火了，心里有火啊。"所以从舌的颜色跟形状是可以看出心功能好不好的。如果心血不足，舌头的颜色就淡，不够红润，舌体也比较瘦；心里要是有火，舌头，尤其是舌尖就发红，火大了还会舌上生疮；血脉不通畅，舌头就紫暗。

"汗出于心。"中医讲血汗同源，心血是汗化生的源泉。我们想一想，在情绪紧张、受到刺激的时候，人可能会出汗，而这样的大汗就会伤到心神。中医治疗血虚是不主张发汗的，因为在心血不足的情况下出汗会耗散心气和心阳，很可能会使阳气暴脱，那样就很危险了。

◎ 干姜肉桂补心阳

心以阳为用，它是在阳气的作用下才能正常运转的。如果平时有一些心脏方面的病症，并且脸色比较白，但这种白又没有光彩，发暗，就是我们前面讲的心气、心阳不足的脸色。有的人还会怕冷，尤其是四肢末端总是冰凉，这种情况并不少见，很多年轻的女孩都有这样的毛病。有的人有时还会出大汗、出冷汗。如果这样，就证明身体里的心阳是不足的。

这在50岁以上的人群中是很好判断的，因为这时如果心脏方面有病症就已经逐渐显现出来了，但是作为三四十岁，甚至二十几岁的年轻人，在疾病还没坐实的情况下，怎么知道自己心脏的功能不太健全呢？其实在日常生活中，有一些情况可以帮助我们做出判断。

有个学生曾经跟我说过，一天晚上她正在睡觉，突然窗外传来一声尖叫，据她描述就是声音有些"凄厉"，好像叫喊的人遇到了什么大的危险。同屋的四个同学都被叫醒了。但是其他三个人很快就又都睡着了，只有她心突突地跳个不停，快要从嗓子眼里跳出来了，而且跳得特别快，都能听到"怦、怦"的声音，这种情况持续了很长时间，最后才慢慢好了。这个学生长得很纤弱，典型的面白无彩，虽然现在年纪小，不会有心脏方面的明显病变，但是根据她的情况，还是应该多做些专门的保养的。

平时在做菜做饭的时候我们可以在里面加些干姜、肉桂之类的温补食物。姜我们已经说过了，是男女都适用的好食物。肉桂也是辛热的，可以归心、脾、肾、肝经，是有名的助阳温通经脉的食物，还能散寒止痛，味道又好，女性和儿童都喜欢吃，熬粥、焖饭的时候放进去一些，十分方便。

中药里的桂枝也可以温补心阳，煲汤炖菜放一些也不错，只是桂枝有发汗的作用，像前面说的心血虚的人就要慎用了。

◎ 搓打巨阙和心俞，给自己一颗强壮的心脏

在公园里我们经常能看到晨练的老年人，他们中的很多人都双手握拳，抡打前胸和后背。年轻人看了可能会觉得不可思议，这样打自己打为了什么呢？

其实在我们的背部和前胸有很多脏腑之气汇聚的穴位，在后背的叫背俞穴，在前胸的叫募穴。比如心的俞穴是心俞，它在第五胸

椎下，旁开一寸半。我们低头时脖子后面有块骨头最突出，这个是大椎，它下面的就是第一胸椎，找的时候可以用手摸，摸到第五胸椎下方就可以停住了，然后分别向两边移一寸半，这两个点就是心俞。一寸半是多长呢？我们大拇指的指尖到关节这个地方是一寸，这样大家就很容易找到了。这个地方适合按摩，无人帮忙的时候可以用空心拳捶打，有别人帮忙的时候可以点压揉按。

心的募穴是巨阙穴，它是任脉上的穴位，任脉就在我们胸前正中线的位置上。巨阙穴在肚脐上六寸，膻中穴下三寸。膻中穴与乳头在同一直线上，很好找。

当我们把手指并拢，以中指中节为标准，这四个手指的宽度就是三寸。

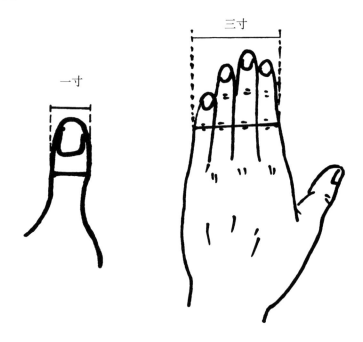

同身寸方法

我们平时可以在这两个穴的位置用手掌上下搓动，搓到胸背发热为止。心俞穴的位置自己一般碰不到，因此可以与晨练的朋友或家人互相帮忙搓揉。除了搓揉，握拳捶打也可以，不过力度要掌握好，不是越用力越好。

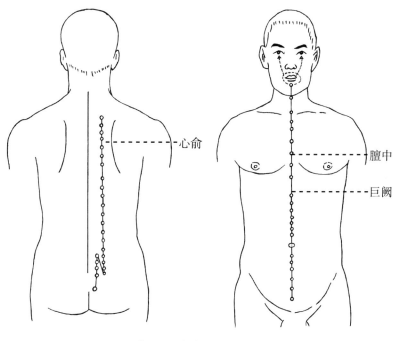

心俞 膻中 巨阙

心俞穴、膻中穴和巨阙穴

三、坤卦——脾：喜燥的粮库保管员

◎ 从坤卦看脾的特性

脾所在之卦属坤，《周易·说卦传》记载："坤为地，为母，为布，为釜，为吝啬，为子母牛，为大舆，为文，为众，为柄，其于地也为黑。"除了这些，八卦的象征物还有很多，可以无穷尽地类比下去。

坤为地，在五行属土。土是生长万物的东西，而我们要靠脾的运化功能才能得到养分，所以人是靠脾这个身体之土、后天之本供养着的。

"坤为地，为母，为布"，古代讲的"布"是钱币，这是因为"坤"是地，它最广大，而钱币流通也广大，所以坤为布。反映到医学上，脾胃怎么对应坤卦？除方位、五行上的考量外，脾也有广布的作用。全身的水谷精微和水液都靠脾的作用才能输送到各处，它把这些养料分配到我们身体的每一个地方，它作用的地方太广大了。

◎ 饮食需要运化，血需要统领

人出生以后，就得靠自己去营养自己，不能再依赖母体生存了。脾就扮演着这个把食物和水转化成生长必需的养料的角色。它不但要把这些吃进去的食物变成极有营养的精微物质，而且还要把它们输送到全身各处。因为脾有这么重要的作用，所以它被人们称为后天之本。如果脾气不充实，身体的营养就不够，气血会亏虚，肌肉不丰满，软弱无力。

我们前面说了心主血，是血泵，而脾则有统血的作用，就像堤坝，如果堤坝够高够结实，就能让水留在其中，不至于溢出去泛滥成灾，如果这个堤坝的作用被削弱了，那么水就会溢出河道。血也一样，不是脾的控制作用，它们就会流出脉外。比如便血、尿血、崩漏等，都是脾统血的功能出了问题。

◎ 脾好不好看肌肉、看口唇

现在很兴减肥，也有很多人健身，他们的目的不外乎是让身材看起来更漂亮。而减肥减掉的可能是水分，可能是脂肪，也可能是肌纤维变得纤细了。健身是让肌束变得丰满，皮下脂肪薄厚适度。

除了人为因素，肌肉丰满不丰满，壮实不壮实，有劲没有劲，很大程度上都取决于脾供给的营养。《素问·五藏生成篇》中说："脾主运化水谷之精，以生养肌肉，故主肉。"所以看肌肉，尤其是肌肉丰厚的四肢部位，很容易就知道脾健康不健康。

脾开窍于口，我们吃东西、喝水都用嘴，所以唇、舌都能反映出饮食的情况。比如嘴淡、发甜、觉得腻等，都关系到脾的健康。

如果四肢发凉，吃得少又容易胀肚，喜欢温暖，舌头的颜色比较淡，不是正常的红色，舌头比较胖，比以前大或者比正常人的大，这就表示脾阳可能亏虚。

如果总觉得身体没力气，头重，舌、舌苔发生变化的时候就要想到是不是脾出问题了。这其中老百姓常用的方法是看舌苔。舌苔要是比平时厚，又白又腻，可能是脾被寒湿所困；而舌苔又黄又腻，就是脾蕴结着湿热。

◎ 薏苡仁能防脾"受潮"

脾负责运化水液，水如果不能运出去，就会停留在脾内，脾也就"受潮"了。脾是喜欢干燥，害怕潮湿的。这些水湿不能正常地代谢，身体就容易水肿，小便就会变少且不容易排出，还容易泄泻，身体也会觉得特别沉重，不轻松。

脾本身就是运化水谷的，所以最好从饮食上健脾祛湿。有一种亦药亦米的好东西——薏苡仁能健脾。《本草纲目》中说："薏苡仁，阳明药也，能健脾益胃。虚则补其母，故肺痿、肺痈用之。筋骨之病，以治阳明为本，故拘挛筋急、风痹者用之。土能胜水除湿，故泻痢、水肿用之。"

◎ 刘备也要练肌肉

《三国志》和《三国演义》里都有这样一个故事。刘备跟刘表一起吃饭，中途上了趟厕所，发现自己大腿上的肉都松松垮垮的，就忍不住哭了起来。回去落座以后刘表问："你哭什么呀？"刘备就说："以前我南征北战的时候，大腿上的肉都很结实，现在很久不骑战马，腿上的肉又松又垮，天下大业还没着落，这怎么能让我不难过呢？"

这个典故后来就叫"髀肉复生"，髀就是大腿的意思，骑过马的人都知道，如果大腿上的肉比较多，尤其是大腿的内侧，腿很容易被磨破，骑的时间久了，锻炼得多了，肉就会紧致，也就不会再被磨破了。后世有人称赞刘备说："曹公屈指从头数，天下英雄独使君。髀肉复生犹感叹，争教寰宇不三分？"古代的人连腿上长点肉都要哭半天，像诗里写的这样，如果能担心自己的身体肌肉结实不结实，那获得天下还有什么可担心的呢？这当然是从战争的角度考虑的，但是我们也可以换个角度，如果能像刘备这样时刻关注自己的肌肉，注意锻炼，连天下都能统治，个人的健康就更不是问题了。

我们大部分人都只注重脏腑的健康，但经常锻炼肌肉，肌肉里蛋白质含量会增加，肌纤维会变得粗壮，肌肉里的毛细血管数量增多，使肌肉的体积增大，重量增加。脾是血的统领，而又主肌肉，所以如果肌肉强健了，血液量也会增加，并且血流会更加顺畅。通过锻炼不但能使肌肉粗壮有力，收缩得更快速、更持久，而且对人体的呼吸、心脏、神经等功能都有增强作用，人体对疾病的抵抗力也有所提高。

有的人认为体力劳动可以代替体育锻炼，其实这种想法是错误的。比如做广播操，可以使全身各部分的肌肉关节都得到适当的运动，并且对劳动中局部肌肉疲劳的消除也有好处。因此，经常参加体力劳动的人，还是需要进行体育锻炼的。跑步、广播操、太极拳、瑜伽等运动，都是不受条件限制，人人都可以做的体育运动。

四、震卦——肝：吃软不吃硬的大将军

◎ 从震卦看肝的特性

"震为雷，为龙，为玄黄，为敷，为大涂，为长子，为决躁，为苍莨竹，为萑苇，其于马也为善鸣，为馵足，为作足，为的颡，其于稼也为反生，其究为健，为蕃鲜。"

肝是靠肝气行使其大部分功能的，而气都是不停运动着的，一旦停下来就会出事。"震为雷"，我们形容雷声的时候用"滚滚""隆隆""阵阵"，这些词都说明了雷的盛大与流动性。肝脏正有这样的特点，它刚强躁动，如雷般声势浩大，又不肯停留。"为决躁"是动的意思。"为苍莨竹"，这种竹子有个最大的功能，就是一见到风就摇摆不定。"为萑苇"，这个"萑苇"就是芦苇一类的东西，也是动。"其于稼也为反生"，在庄稼就是一种反复生长的庄稼，因为震为动，为春天，它具有这个属性。

从震卦中我们可以看出，肝脏有"刚"和"动"的特性。"刚"就是刚强，"动"就是指肝气的升发与流动。

◎ 气大最伤肝

肝是与人们的感情密切联系的脏器，也与气的关系甚密。老百姓常说"气得我肝疼"，这就是情志导致肝气不舒的结果。

肝能够通过本身气的运动使全身的津液、精血输布正常，可以帮助其他脏器的气正常运行。就像前面说的脾气，也是要靠肝气的帮助而运行的。人觉得郁闷的时候，心情不舒畅，气就会凝结，身体的营养和各种气郁结在哪儿，哪儿就会出现胀痛等情况。比如胸部疼、两肋疼、乳房疼、肚子疼等。要是肝气反过来横冲直撞，人的脾气就大、爱发火，面红耳赤，也容易发生疼痛和出血的症状。

肝还被称为血海，中医认为它是藏血的脏器，能调节血量，防止出血。

◎ 肝旺不旺要看筋、看目、看情绪

"肝生筋"，肝气血旺，筋的营养就充足，人的各种动作就灵活、敏捷。老年人为什么行动都很慢呢？很大一部分原因就是肝的气血不足，筋得不到濡养，这时就会出现行动迟缓，手脚抖动、抽搐等情况。《素问·上古天真论篇》中说："丈夫……七八肝气衰，筋不能动。"

"肝开窍于目"，像眼睛干涩、看不清东西、白睛发红、又痒又疼等，都是眼睛在告诉我们肝出了毛病。

肝是很情绪化的一个脏腑，用老百姓的话讲叫"顺毛驴"，你顺着它，它就高兴，逆着它，它要么跟你大发脾气，要么自己郁闷生气，正如《黄帝内经》所说，肝是"将军之官"，吃软不吃硬。

我就见过一些人，脾气很暴躁，排队看病时如果人多他就不耐烦，还会跟旁边的人吐苦水，说很多烦心事，这些都是肝气不舒的表现。对于这种病人，光做思想工作、劝说安慰是没用的，必须治肝才有效果。肝不好，也会影响情绪，好脾气、开朗的人得了肝病情绪多半也会变得很糟糕。所以如果家人、朋友的脾气变得跟以前不同了，比较暴躁或爱叹气，我们应该关注是不是他们的肝出了毛病。

◎ 常抻筋骨老来腿脚灵便

曾有一个朋友跟我说最近体虚，身上没劲儿，连弯腰都快成问题了。他才50岁左右，要是从这时就开始体虚乏力，那以后的二三十年可要怎么过呢？我问他平时回家都做些什么，他说："还能做什么啊，回家就躺着休息，家人做好了饭就吃饭。我可注意养生了，晚饭从来不吃多，6点以后任何东西都不吃，你说怎么就觉得腿脚总拘在一起，老发紧，是不是年轻时候干的活儿太多，累伤了？所以我现在回家就躺着，伸展伸展。"

其实越是从事脑力劳动的人越容易肢体疲乏，这是不活动的结果。即使回家做家务，也不能使身体得到缓解。人觉得身体累了以后的第一反应就是躺卧，对于体力劳动者来说，这是可以的，而对于运动量本来就小的人来说，这就适得其反了。还有些朋友上下班都骑很长时间的自行车，他们觉得骑车也是运动，而且运动量也够大了。但是这种运动不能舒展的筋骨，要想摆脱那种身体发紧、手脚僵硬的感觉，就要做些能抻筋的动作。

比如将双手十指交叉，高举过头，两臂伸直，尽量保持身体笔直，停留一会儿；双手再保持同一姿势，弯腰，尽量使手贴近地面，腿不能弯曲。这两个动作谁都会做，而且平时也一定都做过，它们对抻开我们身体的筋很有好处。要注意的就是一定要坚持天天做，而且每个动作都要有停留，每天不拘泥于什么时间，可以多做几次。

这个动作对女性尤其适用。女性50岁左右处于闭经前后，身体会发生急剧的变化，很多人都会出现退行性的病变，肩周炎就是其中之一，如果一直坚持做这个动作，就能有效地预防此类疾病。任何事都是循序渐进的，如果刚开始坚持的时间短，手也够不着地都不要紧，只要坚持一个月，就能看到锻炼前后大不相同了。

◎ 平和接受是妙方

我们常听到"平和忍让是妙方"。其实"忍"更多的是为忍小气而成就大事。对于养生来说，我们不是要成就什么丰功伟业，所以你可千万别忍，也别相信什么忍为高的古训。

忍是什么？是控制住内心的某种感觉、情感，不让它表现出来。这样不代表你没有这种感觉，只是人为地把它压制住了。很多病都是这么憋出来的，尤其对于属于震卦的肝脏来说，它如雷，好动，又刚强，这些痛苦、郁闷等感觉憋在身体里，势必遏制肝气的流动。如果是内向的人就容易抑郁，如果是脾气大的人就容易肝阳上六，气郁化火，灼伤肝肾之阴。

所以遇到不平的事、遇到郁闷的事，要把道理想通，光忍耐不是解决的办法。有人说爱一个人，不是觉得他错了依然忍着，而是觉得他做的自有他的道理。这用在我们的情感养生上也是如此，不是觉得生气、郁闷而忍着，而是要与自己对话，做通自己的思想工作，为别人多想想，放开胸襟，化怒气为平和。自己不能疏导自己的时候就对亲人、朋友多讲讲。在讲的时候你可以先不说是发生在自己身上的，以第三者的角度说出来，然后让听的人评评理，这时你听到的意见也许是你从来没想到过的。

五、兑卦——肺："一人之下，万人之上"的调节官

◎ 从兑卦看肺的特性

肺在八卦属兑，"兑为泽，为少女，为巫，为口舌，为毁折，为附决，其于地也刚卤，为妾，为羊"。巫是巫婆，为什么兑为巫婆？因为它为嘴，巫婆的嘴就是太会说了，律师、教师也是这一类的。"为口舌"，口舌有两个意思，第一个意思是有口才，第二个意思是搬弄是非，又叫"两舌"，这是佛家里说的。"为妾"，妾就是小老婆，也和小有关。"为羊"，因为羊是一种喜悦温顺的动物。从这些解释我们可以看出来，兑与口有密切的关系，也就与气有关，而气的运行就是上或下，说得专业点就是宣和降。像妾和羊

这些象则说明了它的娇嫩与易受伤害的特性。

◎ 掌管呼吸，调节全身

人活着无非一呼一吸，吐故纳新。《黄帝内经》中说："肺者，气之本。"这个气与前面说的脾气、肝气不同，是自然界与人体交换之气，是后天之气。肺就像一个风匣，出了问题废气就排不净，清气也就吸不够。

肺还起到调节全身的枢纽作用，全身的血都得通过肺换氧气，血和津液的运行也得靠肺部气机来推动。

肺是很娇气的脏腑，一是它跟外界直接相通，我们想想看其他脏器都在身体里，层层肌肉，层层隔膜，而肺位于身体的最高点，直接把自然之气转化成人身之气，所以也最容易受到外部环境的影响，寒、热、燥、湿都对它有伤害。二是肺本身是容纳气的，内空而易翕张，不像胃那样，容纳食物，所以胃壁比较厚实，因此肺的抵抗能力就差，比较纤弱。

◎ 喉是肺的门户

肺是后室，气管是通道，喉嗓就是大门。我们要想知道肺有没有毛病最直接的方法就是从喉来看，看喉不是单指看喉咙有没有肿痛，肺出现病症通常还会从咳嗽和痰表现出来。

比如有的人咳起来很厉害，但没痰或者总觉得嗓子里有黏痰，想吐又吐不出，这种感觉很难受。国学班的一个学生就对我说，晚上躺在床上经常被嗓子里的痰憋得睡不着，使劲咳又咳不出来，喝口水都好像被堵得咽不下去。我就让他用电饭煲煮梨块，吃时不拘次数，一天一个大雪花梨，两周后他的这种感觉就消失了。这种小症状如果去医院看根本算不上是病，但是很难受，在环境污染严重、天气干燥的城市中比较常见。最关键的是症状反复出现，就容易被燥邪伤到肺，放任不管，以后就可能口唇、鼻咽都变得很干，甚至还会流鼻血、咯血，到那时再治疗就很费事了。

◎ 播音员的护嗓小妙招

我有个女学生是电视台的播音员，声音特别动听。有一次她问我："您每天讲这么长时间的课，还要经常做报告，接待一拨一拨的来访者，嗓子怎么受得了？"我说："那你每天也要练声，也要说很多话，你怎么保护嗓子的呢？"她说："我注意气息，控制得好其实并不累。"我说："除了控制气息我还经常喝温水。"她马上接道："我也是，一般嗓子不舒服的时候就会含一口温水，然后仰头，一点一点地把它咽下，这样嗓子就舒服了。"

她说得一点也没错，温水可以通调我们的喉嗓，一是水本身就能润肺，而且那种微温使整个和肺脏相关的部位都得到舒缓。像老师、导游这类说话比较多的人应该试试。多言伤气，伤气也就必然损伤肺脏，要在平时进行保养。

◎ 6.4秒的呼吸最益养生

前面说过，人的生命无非是一呼一吸，有的人呼吸频率很快，可还是觉得气不够用，这是因为他的呼吸很表浅，每次吸进去的空气不足以提供充足的氧气。呼吸有时候也是一种习惯，你习惯了什么样的呼吸频率也在很大程度上影响肺部的健康。我们说养脾可以养肌肉，养肝可以养情志，而养肺就要养呼吸。

我一直主张慢呼吸的方法，这可以保证呼吸的深度，能让肺尽量扩张，同时这种节律也与宇宙运行、真气运行的节律相符，那到底多长时间为好？最好的是一呼一吸周期为6.4秒。有的人说这也太机械了吧，一个人怎么可能把自己呼吸的时间控制得这么精确。这当然是个概数，我们可以先对着表练习，尽量接近这个时间，平时走路、看电视想到了，就尽量保持缓慢的呼吸，久而久之，就习惯了。

游泳也是锻炼呼吸很好的方法，因为要憋气。即使不游泳，我们也可以像《黄帝内经》中说的那样练习闭气，可以使肺变得强健。

憋气还可以治打嗝，深吸一口气，挺胸，把气憋在胸腔里，直到觉得憋不住了为止，一般反复几次打嗝的问题就解决了。也有人问我："您总说气要停在哪儿，我怎么知道把它停在哪儿啊？它又不受我控制。"这个很好解决，把气憋在胸腔的时候会觉得胸腔有紧迫感，有时候胸骨下面还会被气冲得有一点点疼，把气吸进来后用力快速停住，用力了胸腔就扩展开了。

《易经》养生大道

六、坎卦——肾：肾精足则人不老

◎ 从坎卦看肾的特性

《周易·说卦传》记载："坎为水，为沟渎，为隐伏，为矫輮，为弓轮，其于人也为加忧，为心病，为耳痛，为血卦，为赤。"

"坎为水，为沟渎"，因为沟渎就是灌水的。"为隐伏"，因为水是往低处流的，所以水是潜伏的，水善利万物而不争，虽然不争，但是莫之能胜。"为矫輮"，水没有具体的形状，所以可以变化矫輮，水几于道。"为弓轮"，水可以弯曲，变形。"其于人也为加忧，为心病，为耳痛，为血卦，为赤"，这是对人来说的，"加忧"就是多忧，加倍的忧愁，为什么呢？因为它跟心有关，你说这个坎卦为水，应该是为肾，为什么是心呢？中医里说"肾为水，心为火"，那么为什么坎为水，它又表示心了呢？这还是跟肾有关，"心肾不交"，肾水太浅了，肾水不够，引起忧愁，所以心和肾是一种关系思维。这就如西医头痛医头，脚痛医脚，中医则是脚痛医头，头痛医脚。"为血卦"，因为坎为水，血也为水。"为赤"，血就是红色的，所以为赤。

肾为水脏，对于水、精这些容易泄漏的物质要能够封藏才是强健的肾，而要想闭藏有力就要肾气足、肾阳旺。虽然肾阴也有不足的时候，但是总的来说养肾还是要注意气与阳的问题。

◎ **坎为精之源**

对于肾藏精的问题各种书籍已经阐述得太多了，它是承载人从胎儿开始就形成的先天的生殖之精的脏器。肾精很像神话传说里那种用了还会自己长出来的东西，只要没消耗完，留有种子，就会源源不断供给人体需要。所以我们在保养肾的时候就要注意不要让肾精完全枯竭，也就是说要节制，不能消耗太过。

儿童如果肾精不足生长就受到影响；年轻人肾精不足很可能会影响生殖；老年人肾精不足则会加速衰老，发易脱齿易落，还会头晕耳鸣。

肾还能调节全身的水液，脾、肺负责把水输布至全身，内至诸脏腑，外至毛窍，肾气则负责把水液中的营养重新吸收。所以小便的多少、频数、清浊等都跟肾脏相关。

◎ 肾好不好看骨、发、耳

肾主骨生髓，其华在发，开窍于耳和二阴。婴儿如果肾不好，头顶的囟门闭合得就慢，甚至不闭合。随着肾精的虚衰，老年人牙齿就会脱落，也容易患骨质疏松症或发生骨折。

头发是精血泽养的，它又离肾脏很远，就像地里的庄稼，如果旱了，就从最上面的苗开始一点点枯萎下来，所以当肾精血不足的时候头发也不会粗壮顺滑。再者，肾精是先天得来的，看一个人的发质也能看出他先天是不是精血充足。

◎ 擦肾俞让肾阳源源不断

清代的养生大家高濂有一次跟一个朋友在一起，当时正是寒冬，特别冷，高濂过一会起来去小解一次，没坐多大工夫就折腾了好几次。这朋友就问他："你去厕所怎么这么频啊？"高濂答道："天冷本来就这样啊。"朋友又说："我不管春夏秋冬，每天早晚就两次而已。"高濂很想知道原因，就问："有什么好方法吗？"朋友说是有好方法。于是高濂就专门抽了一天时间，特意去拜访朋友，请教这个小诀窍。朋友告诉他说："我小叔得到过高人的传授，每天睡觉前要坐在床上，解衣垂足，憋住气，舌头抵住上颚，目上视，收紧肛门，用手摩擦两个肾俞穴，各120次。做完马上就睡觉，我这样做30来年了，受益匪浅啊。"回来后高濂把这个方法告诉家里的老人，老人做后效果果然很好。之后他又告诉了很多亲朋好友，都收到了很好的疗效。

肾是水脏，水性寒，所以需要阳气的温养，而按摩下丹田、关元、命门、肾俞、腰阳关等穴是最能补益肾阳的。很多人觉得按这么多穴位一定很麻烦，其实不然。它们的距离很近，下丹田跟关元穴一个在脐下一寸半，一个在脐下三寸，按摩的时候可以双手叠掌放在下腹，揉按整个下腹部。命门的位置也很好找，就在肚脐正对着的后方，命门旁一寸半就是两个肾俞穴。而下丹田对着的就是腰阳关穴。最好肾俞穴和命门穴能按穴位分别按摩，除了补益肾阳还能缓解腰部疲劳。

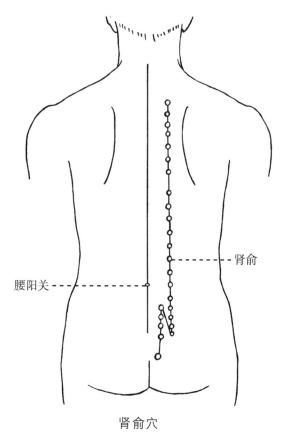

腰阳关

肾俞

肾俞穴

七、巽卦——胃：强身健体的"鱼米乡"

◎ 从巽卦看胃的特性

巽为木，粮食也属于木，而胃是腐熟食物的主要脏器。《周易·说卦传》中说："其究为躁卦。"这说明巽是躁动不安的一个卦，这就需要相反的柔静的元素来克制才行。根据五行相生的理论，水生木，而水正是至柔至静的东西，能够给巽以安抚和柔润。属于巽卦的胃也是一样，它腐熟食物本身就要靠胃液的作用，还要有一定的津液才能推动和蒸化里面的食物，所以胃是喜润恶燥的。

◎ 化水谷为精微

胃属于六腑，腑与脏不同，比如肾脏要藏精，肝脏要藏血。它们就像一个国家的国库，必须保证一定量的储备，保留一个种子，才能不断供给几十年的身体所需。腑则不能留住什么东西，万一留住了那就要出事了。胃如果不能把食物下传到肠，就会食积；膀胱要是也把废水"藏"起来，那人就不能排尿，道理很简单。

所以胃的主要职能就是在吃进去的食物里加点"腐熟剂"（胃液），然后搅拌、加工让它们变成食糜，从而吸收里面的精微营养，再把消化过的东西传送到肠里。

健康的胃一是要能有效地变水谷为精微，二是要能把消化过的食物传递到下一腑——小肠。

◎ 胃气顺不顺看饮食

如果胃疼、呕吐，我们很容易知道胃出了毛病，但是这时病症已经呈发作状态了。如果平时饮食上有了改变，就要注意胃以及其他脏器是不是出毛病了。

胃气虚衰的人不大喜欢吃东西，吃了就觉得胀，也不大爱喝水。胃阴不足的人也可能会不喜欢吃东西，或觉得胃里满满的。胃阳虚的人就相反，他们吃过东西后胃疼的症状会缓解，还喜欢温热，要是在胃上放个热水袋就觉得很舒服。胃热的人怕按，能吃东西还容易饿，有的人还会有口臭的症状，如果口臭比较顽固，又找不到别的原因，就要考虑是不是胃出了毛病。

跟胃有关的症状还有很多很多，大家平时要注意自己和家人的饮食习惯和相关情况，觉得不舒服要及早就医，以免酿成大病。

◎ 公孙一穴治胃酸

现代人十之八九胃都不好，即使再强调三餐的重要性，强调身体的养护，也有很多年轻人不往心里去，所以要教给大家一些最简单的方法，让老年人和年轻人都能轻松操作，并且切实帮助大家解决日常生活中经常遇到的问题。

胃痛是胃病最常见的表现，针灸治疗效果非常好，而且每次也就三四个穴，患者也不遭罪。在家里针灸不易操作，我们可以点按这些穴位，作用是相同的，只是作用的时间要长一些，次数要多一些。

中脘穴和足三里穴是治胃的圣穴，胃痛无论虚实，都可以通过这两个穴位来治疗。中脘穴位于身体的中央，就像一个国家的中心，所以它能调理四面八方的气机，同时它又离胃特别近，对胃病的作用很直接。

有一个朋友一提胃痛就痛心疾首的样子，他的胃倒是没什么大问题，就是有的时候会痉挛，疼起来一阵一阵的，疼十几秒，又停十几秒，他说："说不疼就马上不疼了，但是我要用那十几秒来养精蓄锐，因为马上又会疼的，要攒够力气才能应付，我想女人生孩子时的阵痛可能就是这种感觉吧。"他不爱吃药，很想通过中医按摩的方法解决这个毛病。我告诉他除了中脘、足三里两个穴还要加一个梁丘穴。要找到这个穴需先屈膝，在大腿外侧，髌骨上面两寸的地方就是这个穴。这个穴肌肉很丰厚，按的时候要用点力气。一般按15~20秒，松开，再按。"丘"一般是指小土堆，梁丘穴位置上的肌肉也是突出来的，只有胃经的经水畅通了，能越过这个高出来的小丘上下流动，我们的胃才能好。

这个朋友又说他平时胃酸比较多，有时就躺在床上头歪向床外，然后张开嘴，酸水就顺着嘴往下面放的小盆里流。我建议他再加按公孙穴。

找这个穴的时候可以

《易经》养生大道

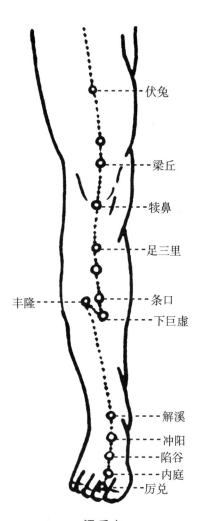

梁丘穴

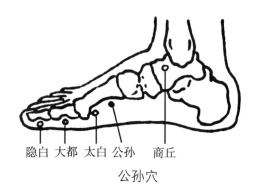

公孙穴

顺着大脚趾后面最突出的骨头往后摸，摸到下一节突出来的骨头前就是了。一般胃不好的人按这个地方的时候痛感都会很明显。

像足三里穴、中脘穴这样的穴位要常按，胃不好的人要把它们当成保健穴每天按摩，个别症状突出时就加上梁丘穴、公孙穴。要注意的是，如果按压中脘穴觉得这个穴位疼痛更厉害的一般是实证，如果是虚证则按了会觉得舒服，但无论虚实按这个穴位都是有效的。

八、艮、乾两卦——大小肠：疏通身体毒素的传送带

◎ 从艮、乾看大小肠的特性

"乾为天，为圜，为君，为父，为玉，为金，为寒，为冰。"

就八卦取象来看，"乾为天，为圜"，因为天圆，所以为圜。"为玉，为金"，"金"是指金属，这是因为玉和金都是刚劲的，有刚、健的性质。"为寒，为冰"，这是因为乾是西北之卦，时间上是在深秋，接近冬天，所以为寒，为冰。

因为乾本身这些刚健的特性，所以作为其代表的小肠是跟"液"打交道的，这样刚柔才能平衡。

"艮为山，为径路，为小石，为门阙，为果蓏，为阍寺，为指，为狗，为鼠，为黔喙之属，其于木也为坚多节。"

艮"为径路"，就是小路，大路是震卦。双人旁的字全指小路，路有什么特征？四通八达。我们想想，如果路上车多人多，又

没有警察进行有效的疏通，就一定会塞车。肠也一样，如果肠里面的东西堆积了很多，又不能排出去，就肯定会便秘。"其于木也为坚多节"，我们的肠也是九曲十八弯，有很多褶皱，一节一节的。

前面我们已经说过艮为阳土，所以虽然大肠与脾都属土，但是由于阴阳的不同，它们的特性也是不同的。脾喜刚燥，但是大肠主津，虽然有燥化的作用，可最终要保持水液适度，不然一定会出现腹痛、肠鸣、泄泻、便秘等症状。

◎ 糟粕的转化

怎样吸收和利用营养是保持身体健康很重要的一方面，还有一方面也同样重要，那就是糟粕的转化与排出。

食物经过胃的消化后被转运到小肠，小肠会进一步消化，这些物质化为精华和糟粕两部分，精华自然就吸收了，糟粕就再向下送到大肠，而废水就到了膀胱。如果小肠不能吸收营养，人就会面黄肌瘦，体弱多病。如果小肠化物的功能失调，我们就会觉得肚子胀，有时会听到肠鸣的声音，还会有腹痛等症状。大肠则吸收小肠传下残渣中的水分，然后把剩下的排出体外。无论寒、热还是气滞血淤等都会引起排便不正常。

◎ 大小肠看大小便

我们去医院看病的时候先要告诉医生疾病的症状，医生还会问很多例行的问题，比如吃得怎么样、睡得怎么样、怕热还是怕冷等。还有一个很重要的问题，就是大小便怎么样。大小便在中医的诊察中是很重要的因素，因为它不仅能反映人体的寒热虚实，还能判断出各个脏腑的健康程度。

比如有的人便次正常，一天一次，很规律，但是便不成形，总是感觉很黏，不容易冲干净；排便感也很强，可是不容易排出，总像黏着在肠壁上一样，用很大劲儿也便不净。这就说明体内有湿，肠道的传导不力。再有吃进去食物不消化的，看便都能看出吃的是什么，这样的人一般脾胃或者肾比较虚弱，所以不能很好地消化食物。

如果肾阳不足，小便次数就多，色清，晚上更严重，这样的人要注意保暖，更要补益肾阳，强固肾气。如果尿量特别少，次数也少，可能是身体有内热，津液已经被灼伤了。常出大汗的人小便也可能会相对少些，人体就这些水分，从一条通道排出了，另一条通道排出的自然就少了。这还可能是肺、脾、肾等功能出现了问题，也有可能水停在了身体里面排不出，这样的人很可能会水肿。

◎ "欲得长生，肠中当清"

《论衡》中说："欲得长生，肠中当清；欲得不死，肠中无滓。"大小肠是排出身体毒素的器官，所以让肠道保持通畅、让体内废物及时排出就是保证健康的基础。

促排便的方法很多，比如多吃纤维含量多的蔬菜、多饮水、按摩腹部等。其实便秘的原因多种多样，最好能对症下药，这样效果才显著。属于热证的，津液在内都被热烧灼掉了，那么就要注意补水、降火。老年人和体弱的人也容易便秘，他们多是因为气虚、阳虚，肠没有力气把粪便推出体外，这种情况就要多锻炼身体，饮食上除了吃含纤维多的食物，还要补气补阳，并且多做腹部按摩，肠道没有力气自己蠕动，我们就人为地帮它蠕动一下。体内的液体来源都是一样的，像汗、血、小便，还有各处的体液，这里如果多了，那里就一定会少，所以大汗、血虚的人也都容易便秘。一方面要滋润肠道，另一方面还要补血补液，最好多吃点核桃，饮食中还可以加点当归、生地之类养阴血的药物。

九、养生六字诀——五脏六腑全调遍

养生六字诀不是一时一人所创，是数代养生大家集体智慧的结果，经过不断升华，不断改进，最后才形成了我们现在所见到的这套功法。

唐代名医孙思邈，按五行相生之顺序，配合四时之季节，编写了卫生歌，奠定了六字诀治病之基础。歌云：

> 春嘘明目夏呵心，秋呬冬吹肺肾宁。
> 四季常呼脾化食，三焦嘻出热难停。
> 发宜常梳气宜敛，齿宜数叩津宜咽。
> 子欲不死修昆仑，双手摩擦常在面。

我们所说的"六字"，就是指"嘘、呵、呬、吹、呼、嘻"。其中前五个字对应五脏，还有一个"嘻"对应的是三焦，练习这个功法很容易，而且对专脏的保养治疗效果显著。

心对应的是"呵"字。我们只需双脚与肩同宽站立，全身自然放松，双腿最好微微弯曲，不能分心，专心地念"呵"字即可。但很多人在做这个功法时念的气力都很大，总是大声地把它读出来，这是错误的。这种功法重在专注，念的时候几乎无声，自己能听到时就证明声音已经大了。不光是"呵"字，其他五个字也是一样。

有人怀疑这种方法是不是真的有这么神奇，但不妨坚持做3个月试试，效果一定出乎你的意料。

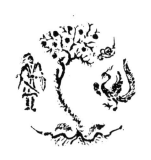

第五章

《易经》八卦的全息辨健康

● 从中医来看，疾病是身体整体不协调的结果

● 人体处处有八卦，人身八卦就是人体的结构图

● 手诊、耳诊，全息辨病有乾坤

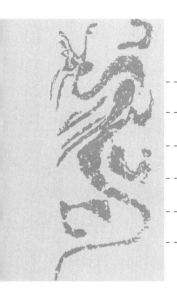

　　《易经》八卦是宇宙万物的规律图，也是人体生命的规律图，同时还是人体的结构图。

　　人的身体可以视为一个八卦，面部、眼部、手掌、足部，甚至一块骨头，都可能和全身器官相关。

　　一叶落知天下秋，八卦全息就是见微知著，为我们充分提供自己身体的健康信息。

一、人体无处不八卦

◎ 一叶知秋

惟贤人上配天以养头，下象地以养足，中傍人事以养五藏。天气通于肺，地气通于嗌，风气通于肝，雷气通于心，谷气通于脾，雨气通于肾。六经为川，肠胃为海，九窍为水注之气。以天地为之阴阳，阳之汗，以天地之雨名之；阳之气，以天地之疾风名之。暴气象雷，逆气象阳。故治不法天之纪，不用地之理，则灾害至矣。

故善用针者，从阴引阳，从阳引阴，以右治左，以左治右，以我知彼，以表知里，以观过与不及之理，见微得过，用之不殆。

善诊者，察色按脉，先别阴阳；审清浊，而知部分；视喘息，听声音，而知所苦；观权衡规矩，而知病所主。按尺寸，观浮沉滑涩，而知病所生。以治无过，以诊则不失矣。

——《素问·阴阳应象大论篇》

人体与自然界有千丝万缕的联系，《黄帝内经》中将人的头比作天，将足比作地，将五脏比作人事。而风、雨、雷、电这些自然现象又都同于我们的各个器官，如肠胃像大海、呼吸像疾风等。

好的医生能通过自己推及病人，看到表面的症状就能了解内在的病情，在疾病初期就能预测到以后的危险。

善于诊治的医生通过诊察病人的身体部位的色泽和脉搏就知道病变所在部位，观察呼吸就知道他们的痛苦所在，把脉就能判断是哪个脏腑出了问题。

为什么从看自己就能推及别人；为什么看色泽，诊脉象就知道病人是哪个脏腑出现了问题，得了什么病；为什么头病了可以治脚，左边病了可以治疗右边？这是很奇妙的问题。其实人体的很多部位都可以反映出全身的健康状况，我们最熟悉的可能就属脉诊了。左手的三部脉分别是心、肝、肾，右手是肺、脾、命。医生一摸我们的手腕就知道哪个脏腑出了问题。这些脏器的情况就映射在手腕三寸之内的地方，方寸之地包含的健康信息却是无穷的。甚至一块骨头，都可能和全身相关。这就是一叶知秋的道理。

◎ 人人都能掌握的八卦健康观察法

我们回想一下去医院的时候医生都是怎么给我们看病的。他们会让我们张开嘴，看下我们的舌，如果是中医，看过舌头就能判断出你是热证还是寒证，是湿还是燥。如果是热，是哪个脏器热；如果是寒，是哪种寒等。这是因为舌就是一个全息元，从它就能看到全身的情况。

中医观察舌色、苔色反映了阴阳五行八卦的思想。舌上可以分八个区域，每一个区域都有所对应的八卦，这样我们通过八卦的分布就能知道舌尖属离，如果舌尖发红就是心有火。再比如舌根属坎，如果舌根的苔都剥落了就说明肾精不足。所以，我们平时就可以在家对着镜子观察自己的舌，然后根据八卦所提示的脏腑信息来判断基本的健康状况。

看舌头的时候要先看舌体，舌形正不正常，颜色有什么变化，舌头灵活不灵活。然后看看舌苔，是不是发黄、发黑，苔是薄还是厚，是不是均匀地覆盖在舌面，还是哪个部位的苔偏厚或剥落等。

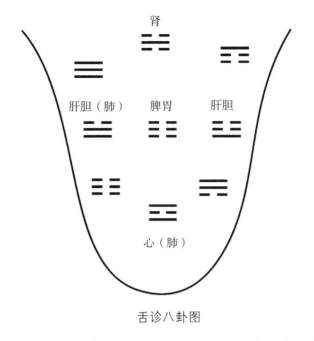

舌诊八卦图

除此之外，还有人体八卦、面八卦、眼八卦、手八卦、股八卦、足八卦……根据八卦全息理论，可以把身体无穷尽地划分下去。下面我们选几种重要的、常用的来给大家讲讲怎样用这些全息八卦观念来养生。

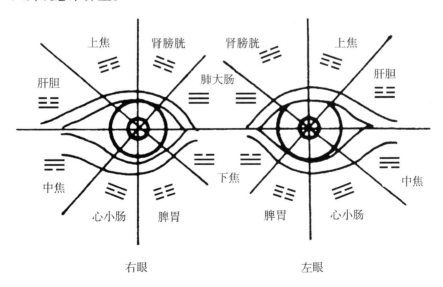

眼诊八卦图

二、人身八卦：从头到脚养护身体

《易传》说："乾为首，坤为腹，震为足，巽为股，坎为耳，离为目，艮为手，兑为口。"这就把人分成八个部分，每个部分都根据各自的特性分别对应八卦中的某一卦象。根据这些卦象延伸开来，我们就可以利用《易经》的智慧来养护身体。

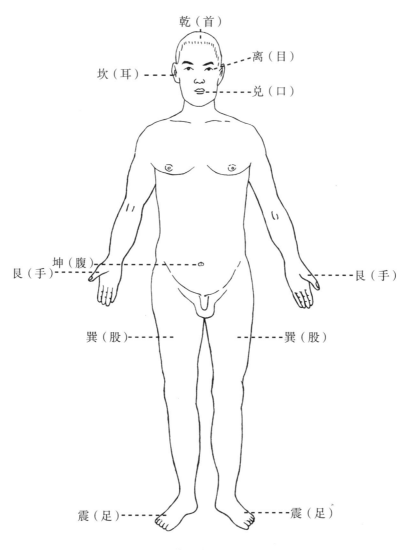

人体八卦配属图

◎ 头等大事——养护健康的头发

乾卦为首，也就是头。乾是太阳之卦，火力旺盛，所以作为乾之象的头部是阳气最充盛的地方。那么怎么证明它是至阳之体呢？冬天的时候我们要戴上手套，不然会被冻伤。耳朵有时候也要戴上耳套，不然也会被冻伤，有的人还要戴口罩，不然脸也会被冻伤。但只有头顶，这个部位是个例外。虽然很多人也戴帽子，但是我们能明显地感觉到，头顶是最耐冻的部位，几乎没听说过谁头顶冻伤的吧。头顶只有薄薄的一层头皮，下面有些网膜组织、血管，没什么脂肪，那么它为什么不怕寒冷？因为在这个至高点上汇聚了我们人身的六条阳经和督脉，这么多的阳气蒸腾在上面，就像冬天的户外温泉一样，热气滚滚，所以它至阳而耐寒。

而人身的毛发就像地球上的植物。现在很多人为头发不够浓密而苦闷却又不明原因。要想弄明白这个缘由，就先要看看植物都是在什么条件下生长的。我们都知道，沙漠和冰山是最不易生长植物的。可见最炎热与最寒冷的地方都不利于生命体的繁衍。人也一样，大阳大阴的人体环境也不利于身体毛发的生长。很多人都有一种错误的认识，觉得阳气充沛了就好，其实不对。《易经》和中医最讲究阴阳平衡。八卦中的坎卦（☵）代表水，离卦（☲）代表火。但是坎卦中间却是一个阳爻，离卦中间是一个阴爻，从这里就能看出来，我们的先人是多么智慧，他们已经参透了，只有阴阳互相交融，才是最佳的状态。什么地方草木最茂盛，是水土丰美的山川和沼泽。所以当人体阳或阴太盛的时候都可能导致毛发脱落或不易生长。

西医是怎么解释这个问题的呢？比如男性的毛发脱落，很多都是与雄性激素有关的。当雄性激素过于旺盛，或不能有效地抑制的时候，就会出现脱发等症状。这不就是阳太过的表现吗？

那么应该怎么养护头发呢？首先要控制行经头顶经脉的过盛的阳气，让它们阴阳协调。其次要保持这些经脉畅通。养生不只是在书上看到什么就做什么，每个人身体情况都不一样，要学会根据自己的情况去制订自己的养生方案。通过这个乾卦的讲解，如果大家能举一反三，学会分析其他卦位的健康问题，那就是养生高手了。

古代养发方里一般都有枸杞子、龟甲等，这些是补阴的药；还有何首乌、当归，这些是补血的药物；再就是牡蛎之类平抑肝阳的药物和西洋参、山药等补气养阴的药物。血为阴，所以补血也是补阴，我们的主要任务就是要使头部达到阴阳的平衡，靠滋补阴来达到遏制阳的作用。

那么在日常生活中应该注意什么呢？夏天的时候不要让头直接暴晒在阳光下，最好打遮阳伞或戴宽松点的帽子。我在节气养生中说过的枸杞膏也是很好的食补方。

为了让头上的经脉畅通，要时常按摩头皮。不要用指甲去抠，要用指肚从前到后地按，木梳齿不能太尖，不然会伤到头皮。

为了刺激头发的生长，还可以用生姜擦头皮。我再告诉大家一个更有效的小做法，把姜切成小丁，捣烂，然后涂抹到头皮上，再按摩，按到头皮觉得辛辣为止，但不要太用力，这比用成片的生姜擦效果好得多。生姜是辛、温的，跟我们前面说的补阴的药不同，所以这个只能外用。

◎ 腹部要柔软，气量要宏大

在古代的时候君为天，臣为地；夫为天，妇为地。俗语说"宰相肚里能撑船"，而"妇"的代表人物皇后，则要"母仪天下"。

无论是肚里撑船还是母仪天下，都说明了他们广纳、包容、隐忍的特点。这是坤卦，也是阴爻所具备的特性。

在人体中，腹为坤，但是不要误以为腹部就是大肠、小肠，认为坤就是肠。腹部的容量很大，尤其里面的腹膜等物质包裹着腹部的脏器。腹部能纳物，有弹性，充分发挥它坤卦的特性，这样的腹才是健康的腹。

晚上睡觉前或者早上刚睡醒的时候，我们可以平躺在床上，两手叠在一起，用手掌心在脐周顺时针揉动，慢慢地扩展到整个腹部。力度由轻到重，注意手下的感觉以及腹部的感觉。正常时我们的腹是很柔软的，没有包块，也不会感到疼痛，不会凹陷也不会突出太多，基本是平的。

如果揉按的时候发现有包块，要推动它一下，看能不能移动。如果移动性好，时有时无，可能是粪块，或由肠胀气、虫积等所致；如果很疼，还推不动，就得分外小心了。

按摩腹部是个很好的保健方法。每晚最好临睡前躺在床上按摩腹部10分钟，尤其是经常便秘、平时缺少运动、60岁以上的人，这些人的腹部力量都比较弱，不适合或根本没有时间做大量的运动，而晚上睡前10分钟按摩腹部是十分可行的保健方法。

行经腹部的经脉很多，手足三阴经都经过腹部，还有任脉、胃经。除了头部，就只有胸、腹会有这么多经脉和穴位汇聚了，可是胸部并不适合按摩，因为有肋骨、胸骨和乳房。而我们按揉腹部的时候却可以轻而易举地把这些经脉、穴位都按到，并促进肠胃的蠕动，真是事半功倍。

除了按摩，还可以通过腹式呼吸锻炼腹部。进行腹式呼吸可以使平时无意识进行的浅、短的呼吸变成较深的缓慢呼吸。缓慢呼吸法可以使精神和身体得到放松，充分地补充能量，使身体与精神重新恢复活力。这种呼吸还可以充分扩充腹腔，使肌肉得到放松，更容易伸展，具有防止肌肉损伤的效果。

前面说过，我们还要像肚子里能撑船的宰相，要有容人、容物、容事的气量。这跟身体养生又有什么关系呢？我认识一个女孩，年纪不大，气性不小，倒也不是小气，只是遇到什么事都觉得愤愤不平。她跟我说肚子总会胀气，摸着右下腹好像有个肿块，还挺大。我听了吓一跳，小小的年纪，真长了什么肿瘤可不是闹着玩的。她又说肿块会移动，有的时候也会摸不到。我让她注意观察，看什么时候肿块会变大，还要注意肿块的变化与饮食、温度有没有关系。

过了一周，她来找我说："晚上的时候肚子就会特别胀，尤其是跟朋友在外面玩，回家晚时。我前两天跟朋友吵了一架，右边肚子有些疼，大肿块有手掌那么大。"我忍不住笑了，对她说："你可以上医院检查一下，不过我估计不会是什么实质性的肿块，可能跟你的胃肠或肝胆有关系。"

她第二天就去医院做了B超，结果没有什么包块，肠胀气却是很严重，还有慢性阑尾炎。我对她说："人年轻的时候火气都盛，人体内有各种各样的气，有些在胃肠道里，比如我们吸进来的空气、血管里分解出来的气等。你爱打抱不平，所谓'物不平则鸣'，这也是正常的，但是要收敛，要涵养，要不你'生出来的气'就胀得肚子不舒服了。"我还告诉她每天晚上要按摩腹部，不要让肚子受凉，慢慢地，那个"包块"也不再困扰她了。

三、掌握健康：手诊手操的功效

手诊与看手相算命完全不同，手诊是科学的，在医疗上被广泛应用，只要不将之玄化、绝对化，就能够帮助我们找到健康的路径。

手掌也是根据后天八卦来反映身体脏腑特征的。

手掌上方为离，属火，代表心；下方是坎卦，属水，代表肾；左为震位、巽位，属木，代表肝胆；右为兑位、乾位，属金，代表肺；手掌中心也是脾胃，这是因为中为土，在五行里中就是脾胃的配属。

◎ 常常观察手，有病先提防

有一年我在电视台做一个节目，讲有关《易经》的内容，节目录完后有一位男士过来跟我打招呼。他40岁左右，灰黑的肤色，个子很高，看着很健壮。交谈之下才知道他是一位到处奔波的老总。他听说我有医学的家学渊源，又执教于北京中医药大学，就想问我一些健康方面的问题。"我身体肯定没什么大问题，我每年都做体检，还健身，您看我还是很壮实的吧？但就是有的时候说不上怎么回事，觉得莫名其妙地不对劲儿。"他对自己的健康状况很自信，用他自己的话说，可能就是现代人大多都会出现的亚健康问题。当时我不可能给他做什么检查，只是跟他握手的时候注意了一下他的手掌。

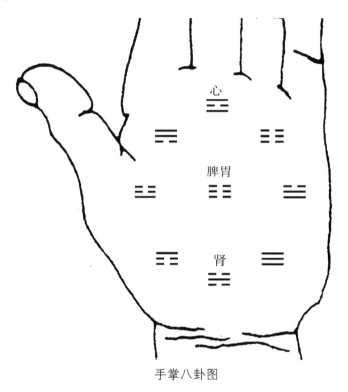

手掌八卦图

我对他说："你的脾胃不大好吧？"他笑着说："这个想也能想出来，我们晚上应酬多，忙的时候又没空吃饭，不看也知道吧。"我说："我这么说可不是凭空揣测，是有根据的。你的肾功能也有些问题。"他追问道："这您是怎么看出来的？"我答道："刚才观察了一下你的手掌，坎位上的手纹很乱，而且虽然你的手肌肉丰厚有力，但是手纹却是红黑色。"我又把他的手掌拿起，指着一条线问他："这条线以前有吗？"他想了想，说："好像有吧，没怎么注意过，不过有的话肯定也没这么明显。"

我说："这条线是健康线。"他抢着说："那我的健康线加深了就说明我身体变好了？"我笑笑说："正好相反，这恰恰说明你的身体状况变差了。而且你面色灰黑，像你这样坐办公室比较多的人不可能是晒成这样的吧？"他很好奇，一个劲儿地让我给他讲讲面色和健康线的问题。

健康线是与人体健康密切相关的一条手纹线，这条线健康的人一般没有，或者很浅，不明显。如果这条线加深了、延长了，就是身体不健康的表现。像下图这样的健康线，起于坎位，直奔坤位，多提示肾和脾胃有问题。而且健康线以不延伸到第一纹上为好。

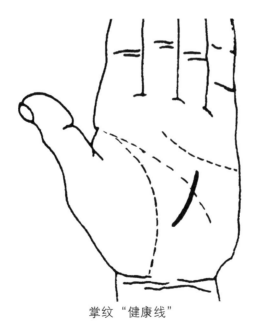

掌纹"健康线"

手诊的学问很大，我们只需要掌握基本的方法就可以了。平时观察时要看掌纹的色泽，最好是红润的，如果发黑、发青，掌纹粗糙、乱，就说明该处的脏腑比较虚弱。手掌的肌肉丰厚有弹性的，说明营养好，手薄无肉者则容易体虚。尤其要注意前面提到的健康线，观察它的变化可以看到健康的变化和疾病的转归。

◎ 预防老年痴呆症的手操

有一个朋友给我讲过一件很有趣的事情，过年的时候他的女儿给奶奶买了件羊绒衫，老人收到礼物很高兴，一个劲地说谢谢，然后背过身去小声问他："这闺女是谁家的啊？怎么一来就送我礼物呢？"他当时真是哭笑不得。他的母亲记忆力不好已经有一段时间了，而且越来越严重，他女儿在外地读书，这两年不常回家，以至于奶奶把这位以前很疼爱的孙女都忘记了。

我们通常认为老年人记忆力减退是很正常的，行动迟缓，不爱动也都是正常衰老的表现，其实很多时候这都提示大脑出现了问题。最难办的是这种疾病没有什么特效药，虽然也可以通过药物来延缓恶化，效果却不理想。

最好的办法就是未病先防。手上的穴位很多，又是很重要的全息元，所以通过运动手，刺激手上的各个部位可以很有效地防止老年痴呆症，对已经患病的人还有一定的康复作用。

我们可以先用拇指掐按其他四指的指甲，食指2次，中指1次，无名指3次，小指4次。然后再按回来，无名指3次，中指1次，食指2次。顺序就是2、1、3、4、3、1、2。

我们的五个手指上有很多经络，除了刺激经络，由于按的次数都不同，可以锻炼大脑，让它活跃起来，因此一般脑力劳动者经常用脑，患老年痴呆症的人数就相对较少。

然后一手握拳，叩击另一手掌心。掌心上的各个卦象分区可以一一叩到，这样能帮助增强身体机能。

我还告诉他要多陪老人聊天，跟她说话，老人家不识字，没法写字、读书，那么就多出去找邻居玩玩牌。他回去后坚持让母亲做手指操，还给她按摩，陪她说话，效果很好。这些方法如果能在还没有症状或症状刚刚出现的时候就开始做，对提高老年人的生活质量可是功劳极大的。

四、耳中乾坤：耳诊耳疗有奇效

"耳者，宗脉之所聚也。"这是《黄帝内经》里面的话，它说明了耳也联系着很多经脉，与我们的脏腑有着密切的关系。首先，肾开窍于耳，很多听力方面的问题都跟肾脏有关。其次，"心气通耳"，刺激心经时可以上传到耳郭部。除了这两个经脉，其他的脏腑之气也都作用于耳，所以耳是一个反映我们全身健康状况的全息元。而且它是一个绝好的治疗点，很多疾病都可以在耳部的反射区施治，且效果良好。

◎ 被忽略的简易治疗法

曾经有一阵子很多小学生、初中生耳朵上都贴着白色的胶布，胶布里面有一个一个圆圆的小东西，一个外国学生不明白是怎么回事，我就告诉他这是学生为了治疗近视眼而压的耳豆。

压耳豆在中国古已有之，根据不同的病，在耳朵上的不同部位贴上大小适中的药粒，每天进行按摩，就能有效地刺激那个部位，从而达到治疗疾病的效果。现在医院里仍然有压耳豆的，老百姓自己在家也有压的，在家压时用王不留行就可以。

遗憾的是这种治疗法在民间已经不太盛行了，这么经济、方便又有效果的疗法没有得到应有的重视，让人觉得很可惜。所以在这里我要介绍一下这种方法，再告诉大家一些常见病的耳部防治点，压耳穴无论大人小孩都可以用，小孩自己操作也没有问题。

要想通过耳部来治病保健，首先就要知道耳部的八卦划分。耳部的反射点很复杂，当需要治疗具体疾病的时候就要准确地找到对应点，但是作为养生保健来说，只要根据耳部八卦的分布进行按摩就可以了。

除了八卦的分区方法，耳部全息点还有更细致的划分方法，根据不同的病，大家可以自己看图配穴。（关于耳诊耳疗的方法，已经有很多专家发表了相关著作，大家可以参考使用，在此只作简单讲述。）

◎ 王不留行的由来

要说到耳部按摩，我们首先就得来说说这个"小工具"——王不留行。很多人都问过我，这味药怎么叫了个这么奇怪的名字，里面肯定有什么故事。很多中药和人体穴位的名字都有讲究，关于这个王不留行，还确实有一个故事。

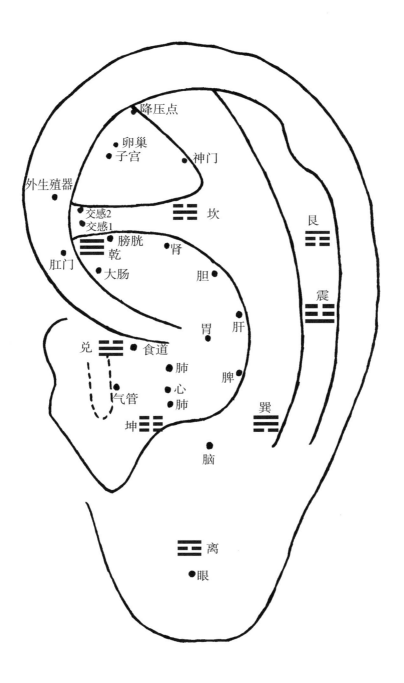

耳穴八卦图

传说这种药是药王邳彤发现的，它有很好的舒筋活血的作用，还有一种很神奇的功效，就是治疗产后缺乳。它本是一粒一粒黑色的小球，炒开之后露出里面白色的絮状物，不用加别的药，就是单味煎服都能让缺乳的妇女状况好转。可是这么神奇的药，给它起个什么名字呢？

邳彤是东汉人，是光武帝刘秀手下的一员大将。时值王莽末年，王郎起兵，追杀刘秀，黄昏时王郎来到邳彤的家乡，要老百姓给他们送饭送菜，还让村民腾出房子给他们住。这村里的老百姓知道他们是祸乱天下的奸贼，就不搭理他们。天黑了，王郎见百姓还不把饭菜送来，不由心中火起，便带人进村催要，走遍全村，家家关门锁户，没有一缕炊烟。王郎气急败坏，扬言要踏平村庄，斩尽杀绝。这时候一个参军进谏道："此地青纱帐起，树草丛生，庄稼人藏在暗处，哪里去找。再说就是踏平村庄也解不了兵将的饥饿，不如赶紧离开此地，另作安顿，也好保存实力，追杀刘秀。"王郎听了，才传令离开了这个村庄。邳彤想到这段历史，就给那草药起了个名字叫"王不留行"，也叫"王不留"，指的就是这个村子不留王莽、王郎食宿。

◎ 五粒王不留，治疗高血压

很多大夫都反映用压耳穴的方法治疗轻型的高血压疗效很好。只要选五个点，降压沟、降压点、交感、神门、心，基本就可以了。压耳穴之前最好把耳朵先消毒，然后把王不留行放到剪好的医用胶布上，贴在这些穴点处。一般贴耳穴都是两只耳朵交替，很少有双侧一起贴的，三天换一次比较好。每天至少要按压三五次，每次五分钟，有时间的话可以想起来就按按。按的时候要注意力度，我们的耳朵很敏感，尤其对那么小的一个范围施压的时候，通常会感觉很痛。这种痛要自己能承受才行，不是按得越用力越好，有些人把耳朵的皮肤都压破了，这就完全没必要了。

大家还可以根据自己的情况添加配穴，比如说肝脏有问题的人，平时爱发怒，爱叹气，有气憋在心里不爱说出来，两肋疼痛……就可以在肝的反应点加贴一粒。同样，其他地方有问题都可以根据耳穴八卦图在相应位置进行按压刺激。这样自己给自己开方子，既有成就感，又能及时更换穴位，灵活性提高了不少。

但对于有高血压的人来说，无论用什么方法治疗，比如食疗、压耳穴、按摩等，都不能代替药物治疗，所以千万不能停药。

◎ 柏子仁压耳治失眠

在一次学术会议上，我结识了一位年纪与我相仿，也是50岁左右的学者。他老伴上一年刚去世，得的是癌症，伉俪情深，自从老伴去世后，他就再没睡过一个好觉。他说他每天的睡眠绝不超过两个小时，从他青黑的眼眶我也能看出，他真的被失眠折磨得不轻。更糟糕的是，他对我说："实不相瞒，自从我爱人不在了，我有时觉得不活在这世上也罢。"他失眠的情况很严重，又有些抑郁，虽然也吃安神镇静药，但还是不能从根本上改变睡眠状况。我问他平时排便怎么样，他说有些干燥。我又看了他的舌质，有心火。于是我问："你喜欢吃松子吗？"他说："不常吃，有时候朋友、学生送些，能吃一点，自己也想不到去买。"我说："在中药里有一味柏子仁，和松子差不多，是养心安神的药，还能通利大便。你这是思虑太盛、心神不安造成的失眠，可以用它来一试。"他好奇地问："那我每天吃点松仁？"我笑笑说："不用不用，你愿意吃就吃点，不爱吃也不用强求，我要教你的是压耳穴的方法。"他也跟着我笑起来："张教授啊，我看都是些小学生治疗近视眼的时候才压那个，我年纪这么大的人，还总要参加会议、讲课什么的，压那个不大合适吧。"我说："治病就是治病，还管多大岁数啊。用过我这个方法的可什么人都有，你要嫌医用胶布难看可以把创可贴胶布的那部分剪下来用，跟肤色差不多，别人不会特别留意。"他听说用这个方法治好了很多人，又来了精神，问道："肯定有效果吗？"我半开玩笑地对他说："百分之百肯定不好说，现在卖药的还总说疗效百分之九十几呢，但十个里总有八个有明显的效果，全治好的也能有五成。"他又问："我以前看别人都是用王不留行，柏树的籽肯定比它大多了，怎么压呢？"我说："你到药房去买些柏子仁，是晒干的，一般就3~7毫米大小，你挑些小点的就行。"

治疗失眠有三个主穴：神门穴、皮质下穴、神衰穴。耳背的失眠穴，心、肾等相应穴位可以作为配穴，这些配穴也要根据自己的情况加以选择。治疗失眠的时候可以两个耳朵同时贴，一次贴4个穴位左右，贴4天，然后换几个穴位再贴。比如第一次选了神门、皮质下、失眠、心，下次就可以选神门、神衰、肾，脾胃不好的可以加胃。

像这位学者，他的失眠与心理有着极其密切的关系，所以除了按压耳穴我还让他多锻炼身体，看看《道德经》，希望他能从根本上从那种心灵的痛苦状态中解脱出来。

一个月后他给我打来电话，还没等我问，他就急着告诉我："现在我一天能睡5个小时了，虽然不像没患失眠前，但这样已经很好很好了，尤其是不用到哪里都带着安眠药。我这几天没压，让耳朵歇歇，过一周再来。你的五心养生法我也看了，人是需要宁静的，心静了，才能看清一切，才能释怀，才能轻松快乐。"我听他这么说也很高兴："你这就是有效的那部分，虽然不属于治愈，但失眠是要慢慢调节的，因为导致失眠的原因太多了。"

明代大医家张介宾说："凡思虑、劳倦、惊恐、忧疑，及别无所累而常多不寐者，总属阴精血之不足，阴阳不交，而神有不安其至耳。"这几句话就交代了失眠的通常病因，即与脏腑功能失调、气血亏虚、阴阳失调有关。大家还是要好好地辨别一下自己的病因，这样效果肯定会更好。

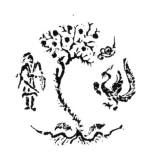

第六章

《易经》八卦的经穴按摩法

● 经络源于《易经》之阴阳观点

● 六爻与六经，人体经络的规律

● 八卦相应的穴位，养护全身有帮助

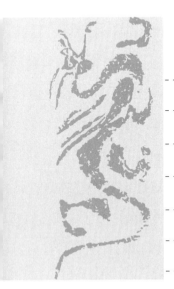

可以把人体看成一片脉络分明的叶子。每片叶子都有叶脉，人体也有自己的经络。

经络的划分是从阴阳蜕变而来的，也就注定了它与《易经》密不可分。

《易经》认为，万事万物都是随着时空变化而变化的。因此，养生也需遵循这一定律。在不同时间开取不同的穴位，可以取得事半功倍的养生效果。

一、《易经》与经络的关系

六位时成，时乘六龙以御天。——《周易·象传》

三才而两之，故六。——《周易·系辞传》

人体就像一片叶子，脉络分明。正如每片叶子都有主脉和细小的支脉一样，人也有主要的经脉以及分布于全身各处的经脉的细小分支——浮络和孙络。经络是客观存在的，而经络的作用却是人为推导、总结出来的，经络的命名也是人为概括的，这其中究竟有什么样的依据呢？

◎ 源于阴阳的经络划分

人体的正经有12条，分别是手部的3条阴经和3条阳经，足部的3条阴经和3条阳经，比如手太阴肺经。那么，为什么不直接叫手肺经，而要在中间加一个"太阴"呢？

其实阴阳是中国传统哲学的基础，也可以说是中国哲学、文学、医学乃至方方面面的基础。任何学术要想系统化、规范化，都要找到能够依托的理论基础，这样才能言之成理，也方便归纳、演绎相关的知识。《易经》介入医学的情况和原因都是多方面的，无法用一两句话说清，但就经络的划分来看，是极力靠近《易经》的，是从阴阳的概念中蜕变出来的。

易之为书也，广大悉备：有天道焉，有人道焉，有地道焉。兼三才而两之，故六。六者非它也，三才之道也。

——《周易·系辞传》

大哉乾元，万物资始，乃统天。云行雨施，品物流形。大明终始，六位时成，时乘六龙以御天。乾道变化，各正性命。保合大和，乃利贞。首出庶物，万国咸宁。

——《周易·象传》

很多人认为《易经》只有一阴一阳（两仪）、二阴二阳（四象）、四阴四阳（八卦），没有三阴三阳，其实是不确切的。八卦由三爻构成，六十四卦由六爻构成，其实就反映了三阴三阳思想，只是没有对三阴三阳进行完整的命名。马王堆出土的医书、《黄帝内经》都提出了三阴三阳的完整命名，三阴是厥阴、少阴、太阴，三阳是少阳、阳明、太阳。十二经脉是三阴三阳各与手、足相配。根据《周易》的《系辞传》和《象传》来看，这种六爻的位置变化，反映了自然的变化发展，当然也反映了人体经络的规律。

首先根据五脏的位置推导出脏腑经脉属于手还是属于足。从五脏所处位置可以推知五脏有阴阳之分，心、心包络、肺属于阳，肝、脾、肾属于阴。由于"腰以上者为阳，腰以下者为阴"（《灵枢·阴阳系日月篇》），手在腰以上为阳，足在腰以下为阴，所以心、心包络、肺与手相配，肝、脾、肾与足相配。再看六腑，六腑与五脏相为表里，"肺合大肠，心合小肠，肝合胆，脾合胃，肾合三焦膀胱"（《灵枢·本脏篇》《灵枢·本输篇》）。相表里的脏腑其阴阳五行属性也相同，因此与心、心包络、肺相为表里的小肠、三焦、大肠皆属于阳；而与肝、脾、肾相表里的胆、胃、膀胱皆属于阴，因此小肠、三焦、大肠与手相配，胆、胃、膀胱与足相配。

然后根据自然的三阴三阳推导出人体脏腑经脉的三阴三阳。

《黄帝内经》运气七篇大论指出了年支、六气、三阴三阳、五行的关系：巳亥之年厥阴风木，子午之年少阴君火，丑未之年太阴湿土，寅申之年少阳相火，卯酉之年阳明燥金，辰戌之年太阳寒水。根据脏腑阴阳配属法则，推导出三脏三腑，又可表里配属形成三腑三脏，即阴木为肝，推导出足厥阴肝；君火为心，推导出手少阴心；阴土为脾，推导出足太阴脾；相火为三焦，推导出手少阳三焦；阳金为大肠，推导出手阳明大肠；阳水为膀胱，推导出足太阳膀胱。根据脏腑表里配属法则，可推导出厥阴肝对应的就为少阳胆，少阴心对应的就为太阳小肠，太阴脾对应的就为阳明胃，厥阴心包对应的就为少阳三焦，太阴肺对应的就为阳明大肠，太阴肾对应的就为太阳膀胱。即形成足少阳胆，手太阳小肠，足阳明胃，手少阳三焦，手阳阴大肠，足太阳膀胱。于是十二经脉就有了完整的命名。

十二经脉命名

十二地支	巳亥	子午	丑未	寅申	卯酉	辰戌
三阴三阳	厥阴	少阴	太阴	少阳	阳明	太阳
六气	风	君火	湿	相火	燥	寒
五行	木	火	土	火	金	水
手足阴阳	足—阴	手—阳	足—阴	手—阳	手—阳	足—阴
六脏	肝	心	脾	心包	肺	肾
六脏六气	厥阴	少阴	太阴	厥阴	太阴	少阴
六腑	胆	小肠	胃	三焦	大肠	膀胱
六腑六气	少阳	太阳	阳明	少阳	阳明	太阳
十二经脉	足厥阴肝经—足少阳胆经	手少阴心经—手太阳小肠经	足太阴脾经—足阳明胃经	手厥阴心包经—手少阳三焦经	手太阴肺经—手阳明大肠经	足少阴肾经—足太阳膀胱经

十二经脉的命名充分反映了天人相应的思想，在天之三阴三阳互为表里，在地之三阴三阳亦互为表里，天地之三阴三阳互为相应，人身与天地三阴三阳之气相合便形成十二经气。这真是"人身小天地，天地大人身"啊！

◎ 经络的构建

经络分为几个层次，由主到次分布于人身的各部位。

大家最熟悉的可能是十二正经，就是手足三阴三阳经。行走于上肢内侧为手三阴经，下肢内侧为足三阴经；上肢外侧为手三阳经，下肢外侧为足三阳经。这是因为内为阴，外为阳。

其次是奇经八脉，一共8条，分别是督脉、任脉、冲脉、带脉、阴维脉、阳维脉、阴蹻脉、阳蹻脉。之所以叫奇经，是因为它们有别于十二正经，我们都知道十二经脉是上下行走的，而奇经行走不像十二正经那样有规律，如带脉就像一条腰带似的，环绕在腰的周围，而又与奇恒之腑——脑、髓、骨、脉、胆、女子胞相关，对于治病保健有特殊的作用和疗效。

十二正经还有分支，从正经上分离出来，深入体腔，是正经的支脉，这些就是十二经别。正经能濡养到的筋膜体统叫十二经筋。经气散布所在，能反映正经功能活动的体表部位是十二皮部。

除了经脉还有络脉。人体有15条大络，分别从十二正经、任督两脉分出，还有一条脾之大络。此外，还有从这些络脉分出的分布于浅表部位的浮络和细小的孙络。这些细小的络脉就像我们的毛细血管一样，又多又密集。

二、除病如拈花的飞腾八法

人生无非是少壮老病已的时间流程，其实这也是《易经》的精华所在。易也就是变，人从出生开始，继而变长，继而变老；自然也是由春而夏，由夏而秋，由秋而冬的节序变化。《黄帝内经》多次提到了四时与五脏的关系，认为五脏的功能与自然界四时阴阳的消长变化是相通的。

《易经》认为，万事万物都是根据春夏秋冬的变化而变化的，而四时的变化又是由日月运行所致，也就是宇宙错综复杂的运行导致了现在地球的寒热冷暑，形成了24小时昼夜一循环的时间模式。而我们从出生开始，就在这样一种环境中生存、繁衍，每一个细胞都深深地烙刻着宇宙的时空规律，要想保持健康，就要顺着这个规律前行，与自然、万物、宇宙行走在同一线上，这就是养生的根本。

而中医经络理论中与时间联系最密切的莫过于子午流注取穴法、灵龟八法和飞腾八法。就养生保健来看，最适合我们日常应用的是飞腾八法，它需根据不同的时间，开取不同的穴位，从而达到治病保健的作用。

大家可能会觉得飞腾八法应用起来有点难，因为需要根据时日干支来计算，但其实所取的穴位一共只有8个，且算法并不复杂，只要稍加学习就能掌握。飞腾八法在现代中医治疗中的应用也很广泛，有很多医家擅用且惯用它来治疗疾病。

◎ 飞腾八法的取穴法

如果想运用飞腾八法来按摩保健，我们只需要知道当天的天干和当时的地支就可以。天干可以查万年历，现在的电子台历上一般也都有。地支时间则可对照下表。

地支时间对照表

时辰	俗称	时间
子时	夜半	23:00 ~ 01:00
丑时	鸡鸣	01:00 ~ 03:00
寅时	平旦	03:00 ~ 05:00
卯时	日出	05:00 ~ 07:00
辰时	食时	07:00 ~ 09:00
巳时	隅中	09:00 ~ 11:00
午时	日中	11:00 ~ 13:00
未时	日映	13:00 ~ 15:00
申时	哺时	15:00 ~ 17:00
酉时	日入	17:00 ~ 19:00
戌时	黄昏	19:00 ~ 21:00
亥时	人定	21:00 ~ 23:00

其实老中医在用灵龟八法、飞腾八法等方法取穴的时候都是自己算出当天和当时的天干地支的，但我们没有必要学习那么复杂的算术公式，我再给大家列几个表，只要对照查看就可以了，省去了计算的步骤。

八穴八卦天干配合表

壬甲	丙	戊	庚	辛	乙癸	己	丁
公孙	内关	足临泣	外关	后溪	申脉	列缺	照海
乾	艮	坎	震	巽	坤	离	兑

甲 己 日

甲子	乙丑	丙寅	丁卯	戊辰	己巳	庚午	辛未	壬申	癸酉	甲戌	乙亥
公孙	申脉	内关	照海	足临泣	列缺	外关	后溪	公孙	申脉	公孙	申脉

乙 庚 日

丙子	丁丑	戊寅	己卯	庚辰	辛巳	壬午	癸未	甲申	乙酉	丙戌	丁亥
内关	照海	足临泣	列缺	外关	后溪	公孙	申脉	公孙	申脉	内关	照海

丙 辛 日

戊子	己丑	庚寅	辛卯	壬辰	癸巳	甲午	乙未	丙申	丁酉	戊戌	己亥
足临泣	列缺	外关	后溪	公孙	申脉	公孙	申脉	内关	照海	足临泣	列缺

丁 壬 日

庚子	辛丑	壬寅	癸卯	甲辰	乙巳	丙午	丁未	戊申	己酉	庚戌	辛亥
外关	后溪	公孙	申脉	公孙	申脉	内关	照海	足临泣	列缺	外关	后溪

戊 癸 日

壬子	癸丑	甲寅	乙卯	丙辰	丁巳	戊午	己未	庚申	辛酉	壬戌	癸亥
公孙	申脉	公孙	申脉	内关	照海	足临泣	列缺	外关	后溪	公孙	申脉

比如这一天的天干是甲，中午12点，也就是午时，我们就可以在"甲己日"的表格中找到"庚午"，"庚午"下面是"外关"，也就是说要取外关穴。这样只要先查一下当天的天干就可以了，其他都可以对照着上面的表格来查询。

◎ 用八个穴位养护全身的健康

我们利用时间所取的这八个穴位在医学上叫八脉交会穴，分别是内关、公孙、后溪、申脉、外关、足临泣、列缺、照海，为十二经脉与奇经八脉相通的八个穴位。虽然穴位不多，但是按摩它们作用却很大，能治疗很多疑难杂症。这些穴位都位于手腕和脚踝部位，自己就能轻松按摩。

除了按时间取穴，这八个穴位还可以两两相配，构成4种关系，利用这种配穴方法，能取得更好的保健效果。有一首歌诀，说明了它们的作用。

> 公孙冲脉胃心胸，内关阴维下总同。
> 临泣胆经连带脉，阳维目锐外关逢。
> 后溪督脉内眦项，申脉阳蹻络亦通。
> 列缺任脉行肺系，阴蹻照海膈喉咙。

再精练一些，就是"公孙内关胃心胸，临泣外关目锐逢。后溪申脉内眦项，列缺照海膈喉咙"。这把按摩它们最擅长治疗的部位都说清楚了，如果有哪方面的疾患就可以根据这个歌诀按摩治疗。

◎ 内关配公孙，解放胃心胸

一位医生朋友曾给我讲过他的一个病例。有位50多岁的病人，总是腹痛、腹泻，在医院做了检查，可又没发现胃肠道有什么异常。病人最不能理解的就是这种情况，到医院花了很多钱，检查了很多项目，却得不到一个令人信服的结果。最后这位医生只能给他开点常规的止泻药，解决不了什么实质性的问题。

我听了他的这个病例觉得这种西医查不出所以然的病症最适合用中医的方法来治疗，就跟他说可以让病人试试点穴按摩法。他不以为然，觉得光靠按摩根本不可能解决这么顽固的腹泻症。我把具体的穴位和治疗方法写在纸上，让朋友在病人复诊时交给病人，然后找一个可靠的按摩诊所按方治疗，如果自己感兴趣也可以在家自己做。

一周后，朋友打来电话说："已经治了一个疗程啦，可没你说的那么神奇。"我说："他病了半年，又不配任何药物，只是按摩，时间当然要长一些了。"又过了一个月，我问朋友："你那个患者怎么样了？"他说最近比较忙，过几天再告诉我。又等了一个月，有一天他来找我，兴冲冲地说："神了，居然好了。怎么可能呢？""病治好当然可能，但也不是一朝一夕的，他从治疗到现在已经治了九个疗程了。"

我给他开的处方其实也很简单，取腹部的天枢、水分两穴点按。腿部的足三里穴按揉200次左右。背部的膀胱经，也就是脊柱旁一寸半，从腰到骶骨的这段膀胱经上有大肠俞、关元俞、小肠俞和膀胱俞等穴位，在这些穴位上点按揉。如果是在家做，穴位找不太准的话也可以在这段经线上按揉，不用找具体的点。还有就是根据飞腾八法，如果当时可以开内关穴和公孙穴，就加按这两个穴位。注意这两个穴位最好同时加按，也就是说如果当时能开内关穴，最好也加按公孙穴，它们相配效果会更好。

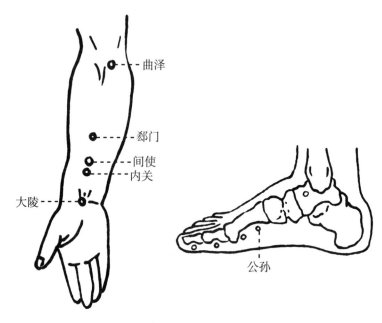

内关穴、公孙穴

前面说了，公孙穴和内关穴在治疗胃、心、胸方面的疾病时都有很好的疗效，所以像心悸、胃炎、胃溃疡、气管炎等都可以用按摩它们来治疗。像这位病人一样，只要坚持，即使是顽固的病症也可以取得满意的效果。

◎ 后溪配申脉，保护眼和颈

后溪是督脉和小肠经的气血会合处，按摩它能治疗失眠和颈肩疼痛。申脉是膀胱经的穴位，按摩它能疏经活络，对失眠、烦躁也有很好的疗效。这一上一下两个穴位关联在一起，相辅相成。

"经脉所过，主治所在。"比如膀胱经经过我们的肩背，所以在这种部位的病症最好选这两个穴来治疗。

我给大家举一个我自己的例子，我们来一起看看八脉交会穴的作用到底有多大。

几年前，有一次早上醒来的时候我把两只手臂都伸过头，想在起床前拉伸一下，可当时没用好力，右边肩关节处就听到嘎嘣一声，头就完全不能动了。只要稍稍动一点，整个脖子和右肩就疼得不得了。大家可能都有过落枕的体会，我当时感觉这种酸痛就有点像落枕，但又比落枕严重得多。

家人赶忙把我扶起来，想送我去医院，但到医院无非也是按摩、打针、吃药，而且不大可能马上缓解疼痛。早上又有课，我也不敢耽误太多的时间，就让家人帮我"现场急救"。当时是丙日卯时，我一算正是开后溪穴，就让家人帮我先在肩颈部轻按了一会，疏通一下筋骨，放松放松脉络，然后点按后溪穴和申脉穴，每穴200次左右。再让他们帮我在肩颈部一边加力按揉，一边转动自己的脖子，慢慢的，脖子能动了，半个小时后虽然头向右转90度时还会疼痛，但已经不影响我去上课了。

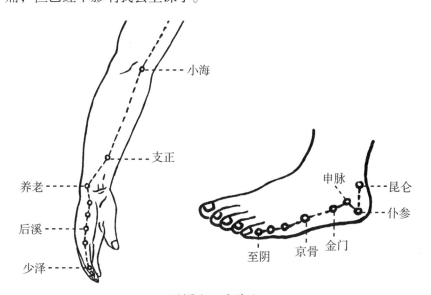

后溪穴、申脉穴

第二天辰时，也就是早上8点多，我又用前一天的办法按了一遍，到晚上的时候症状就基本消失了。

这可比打针、吃药效果好多了，关键是在家就可以做，只要半个小时，如果去看医生，半个小时可能才刚到医院。这个后溪穴配申脉穴的按摩方法大家都应当掌握，一个人一辈子谁还没落过枕，没扭到过脖子、肩膀？如果知道了这个方法，岂不是可以减少很多痛苦？

除了最常见的落枕，还有眼部疾患、颈椎病等，都可以找适当的时间开后溪穴、申脉穴来治疗，按的时候要有耐心，有的朋友性子急，一个穴位只按几十次，这是不行的，按200~400次效果比较理想。除了按时取穴，还要活动、按摩病痛部位的肌肉、关节，做到充分的放松和治疗。

◎ 外关足临泣，给你好肩背

外关穴是手少阳三焦经的络穴，对发热、疼痛疗效显著。临泣是指足临泣穴，"临"有临近、对着的意思。从这个穴名我们很容易想到迎风流泪。临泣是少阳胆经的穴位，穴如其名，按摩它对眼部的疾患确实有独特的治疗效果，还能治疗偏头痛、牙痛等。

外关属震卦，震卦在脏腑为肝，开窍于目；临泣属坎卦，坎在脏腑为肾，开窍于耳。单从八卦配属来看，按摩外关穴配临泣穴对治疗眼睛和耳朵方面的病症就应当有特效。

现代人的生存环境从某种程度上说比以前恶劣多了。不但有空气污染、水污染，还有光污染、噪声污染。所以许多在以前不常见的病现在都见怪不怪了。有很多人总会跟我说一些他们的感受，"我有时候能听到一些奇奇怪怪的声音，和在海边听风似的"，或是"这些天感觉心神不宁，大冬天的，耳边总像有蝉叫"。这些其实都是耳鸣的表现。《外科证治全书》说："耳鸣者，耳中有声，或若蝉鸣，或若钟鸣，或若火熇熇然，或若流水声，或若簸米声，或睡着如打战鼓，如风入耳。"

耳鸣的原因有很多种，比如像前面说到的噪声的影响、肾精亏损、恐怒伤肝、气血虚弱等。虽说这不是个要命的病，但让很多人苦恼无比。尤其是夜深人静的时候，越发感觉那声音鼓噪得厉害，捂耳朵、堵耳朵一点帮助都没有。

这时我们不妨试试针灸的疗法，自己在家时就用按摩代替针灸。

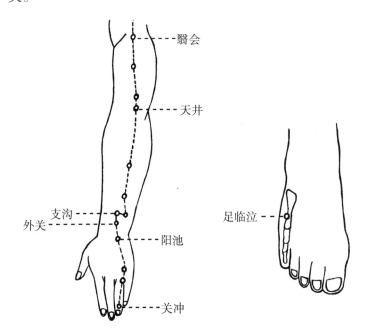

外关穴、足临泣穴

治疗耳鸣可以尽量在能取外关穴和足临泣穴的时间开穴，除了这两个穴位，最好再根据具体的症状加配别的穴位。比如肝火旺盛的要加太冲穴、侠溪穴等，肾虚的配肾俞穴。

前面我们还讲过耳穴的用法，也可以灵活应用于耳鸣的保健治疗，可以在心、内耳、肝、肾、皮质下等部位施压，两耳交替，三天换1次。

◎ 列缺配照海，喉咙不再痛

列缺穴是肺经上的络穴，祛风止痛，对外感引起的咳嗽和头痛效果特别好。照海穴是肾经上的穴位，能清咽利喉，舒筋宁神，像嗓子疼、失眠、健忘都可以按摩这个穴位。

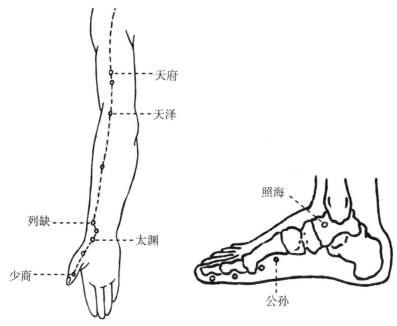

列缺穴、照海穴

我们都有过这样的感受，感冒时喉咙发紧，还会觉得疼，说话时声音嘶哑，严重时都不敢跟别人说话。还有一些患了慢性咽炎的朋友，咽炎不定期发作，喉咙里像有小毛刷一样，又痒又疼，有的人说话还会干呕。

按摩列缺穴配照海穴就可以很好地解决这个问题。同时还可以按摩合谷穴和三间穴，从合谷穴向三间穴推36次。合谷穴和三间穴都是大肠经的穴位，大肠与肺相表里，所以用这个方法可以泻肺热。如果有胃热，可以从阳池穴推到中渚穴，也是推36次，这样能泻中焦之热，而胃属于中焦，因此也就帮助胃清除热毒了。

合谷穴其实我们常用，它就在食指下面掌骨靠拇指侧的中点，三间穴在合谷穴上面，该节掌骨头旁凹陷处。

竖起手掌，把手向后弯的时候，在手腕处会有一道横纹，阳池穴就在这条横纹上的手臂的两块骨头之间。中渚穴在它上面，无名指和小指下面掌骨之间的掌指关节下方。

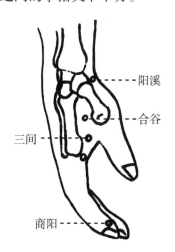

合谷穴、三间穴

在按列缺穴和照海穴的时候要按到100次以上，最好再配合前面讲过的温水吞咽法。不只是等到喉咙发生问题时我们才去保护它，像教师等经常用嗓的人应定期做些类似的按摩保健，可以未病先防。

三、任督二脉打通，身体自然健康

在经脉中我们最耳熟能详的莫过于任督二脉了，现在的武侠影视作品中经常提到它们，如果把这两条经脉打通后人就脱胎换骨了。也正是由于这种说法多出现在小说和电视里，这种观点的可信度也就大打折扣。现实中究竟是怎样的呢？这里重点介绍一下任督二脉，因为对于我们所有人来说，这两条经脉是最为重要的。督脉是所有阳脉的统领，任脉是所有阴脉的统领。

这两条经脉非常好记，任脉、督脉都起源于胞中（相当于女子的子宫或男子的精室），任脉从胞中出来以后，经过会阴穴（也就是前后两阴之间），往前往上走经过腹部、胸部，一直到达喉咙处。然后环绕嘴唇一周，再继续往上行走，到眼眶底下散开。督脉从胞中出来后，往后往上沿着脊柱行走，一直到头顶，然后沿着头部中线往前往下走，最后到上嘴唇的位置。任督二脉还有一些支线运行，但只要记住前后主线的循行路线就可以了。

任脉，"任"通"妊"，主管生殖，任脉同时还有一个最大的作用被称为"阴经之海"。所有的阴脉都汇聚于任脉，它行走在人体前面的正中线。人体的前面为阴，后背为阳，任脉统领所有的阴经。

督脉，"督"有监督的意思，其统领人体的所有阳经，被称为"阳经之海"。所有的阳脉都汇聚于督脉，它行走在人体后背的正中线。

人体有病时往往任督二脉不通，所以打通任督二脉对身体健康十分重要。

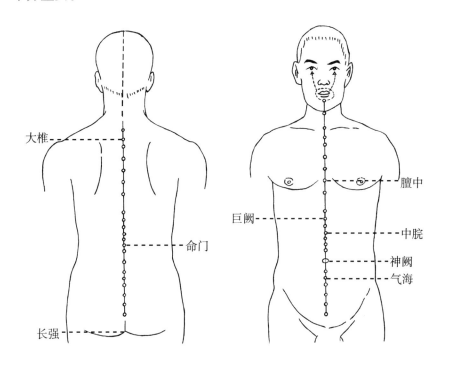

大椎

命门

长强

膻中

巨阙

中脘

神阙

气海

督脉、任脉躯干部示意图

◎ 小周天排出肾结石

一位研究针灸学的女教授曾给我讲过这样一件事。她50岁左右的时候检查出患了肾结石，结石不大，平时身体的症状一般不明显，她的生活习惯很好，知道患病后又忌了刺激性的食物，加强了体育锻炼，以为这样就没事了。可是有一天早上却出了问题。

"那天早上起来我去上厕所，排尿的时候突然觉得特别疼，我知道是肾结石给闹的。我本身就是医生，还在学校里讲课，带着那么多研究生，要是给这么一点小病弄成这样，我可真对不起我自己。因为疼啊，也不便移动位置，我就坐在马桶上，开始运行小周天，当运行到第50个周天的时候，就觉得疼痛部位下移，你猜怎么着？结石排出了两颗。"

她平时在家是经常修炼小周天的，一般人如果想一下子靠这个把结石排出来也不太可能。但通过这个事例我们足以领教气在任督二脉上畅行无阻的威力。

看到这里，如果是对中医和道教功法不大了解的人还真是有点摸不着头脑。所谓的小周天究竟是什么，它跟任督二脉有什么关系，任督二脉到底能不能打通，怎样修炼这样的功法，下面我们来一一讲解。

◎ 打通经脉的方法

从前面我们对任督二脉走行的介绍中大家可以知道，督脉从腹部出来，经背部一直上行到上齿龈。督脉上的最后一个穴位叫龈交穴，就在上齿龈跟上唇系带的连接处。而任脉的最后一个穴位叫承浆穴，在下唇中点下的凹陷处。有人曾经问我："任督两条经脉隔着一张嘴，怎么可能打通啊。"所谓打通不是要把两条经脉连接起来，而是使精、气、神这三种生命物质在任督二脉中自然流动。我举过一个例子，就算我们张开了嘴，嘴中间是空的，但我们人体的气、我们的生命物质还存在于这个"空口"内，张开的嘴不是宇宙的黑洞，里面还有我们的气。

再有，任脉的最后一个穴位虽然是唇下的承浆穴，但这条经脉过了承浆穴之后还是继续上行的，环绕口唇，经过面部，一直到眼眶下。

怎么炼精、气、神这三宝和任督二脉，主要分三个步骤：第一是炼精化气，第二是炼气化神，第三是炼神还虚。在修炼过程中，最基本的功夫叫小周天功，就是在任脉和督脉上修炼的。这种功法不但是道教养生修炼的方法，而且也为很多养生家所接受，我们不妨也试试，把人身最基础的东西修炼好。

为什么叫小周天？就是内气在体内沿任督二脉循环一周，好比地球自转一周，即昼夜循环一周。内气从下丹田出发，经会阴，过肛门，沿脊椎督脉通尾闾、夹脊和玉枕三关，到头顶泥丸，再经过上丹田，下行至舌尖，与任脉交接，沿胸腹正中往下到中丹田，到下丹田，循行一周。前面下，后面上；任脉的气要往下走，督脉的气要往上行。因为前面为阴，阴是主下降的；背面为阳，阳是主上升的，这样往复循环。如果能把任脉、督脉打通了，就叫打通小周天。

在《〈黄帝内经〉养生大道》一书中我曾经讲到过这种功法，现在再给大家重复一遍，希望为更多人所接受。

小周天的修炼方法：

第一步，调形，就是调身，把身体的姿势调整好了。

坐在椅子的前三分之一处，两腿与肩同宽，自然垂放在地上，两手四指交叠，劳宫穴相对，拇指相接触，放在下丹田的下方；头正，颈松，含胸拔背，胸要微微地内收，背要挺拔；下颌内收，头不要抬起，两眼先平视，然后微微闭上。

第二步，调息，就是调整呼吸。调整呼吸的时候要注意，只关注呼气，不要关注吸气。呼气的时候气往下行。先炼前面的任脉部分，打通任脉，自然吸气，气慢慢下行。

首先让每次呼气都呼到中丹田、膻中穴的位置。随着呼气，每呼一次气下行到中丹田一次。这样，中丹田慢慢地就会有感觉了。中丹田微微发热，有气感了，再继续往下炼。随着呼气，气下行到下丹田。下丹田随呼气和吸气自然地收缩、隆起。先有意地去加大腹部的收缩、隆起，随着下丹田的气感增强，就不要再用力了，最后是自然而然地呼吸，不要刻意关注。

第三步，调神。其实调神贯穿于修炼内丹功的全过程。首先一开始要排除杂念，心神清静，然后集中意念。当气行到下丹田时，意念想到下丹田的位置微微地发热；然后，再臆想下丹田里的精气在慢慢地转动，精气充满下丹田，充满整个腹部，然后慢慢地温暖、发热，并越来越热。下丹田精气充满、温热要经过很长时间的修炼，效果因人而异。有的人快，7天就差不多了；有的人比较慢，要几个月。

下丹田有气感，非常重要。只有等到下丹田有了很强的气感以后，才能接着往后炼，使气沿着督脉开始往上行走；气行走到下关，也就是在命门穴和阳关穴之间，这个位置也微微地发热了；有了气感以后，继续往上炼，炼到中关也就是夹脊穴的位置，这个位置有了气感，再继续往上炼，就到了上面的上关，也就是玉枕穴的位置。这里有气感了，再继续往上到头顶的百会穴；从百会穴继续往下，先到上丹田，这时上丹田两眉之间微微地发热、发胀；上丹田有了感觉，继续往下行，这样，又过人中跟任脉连在一起，如此不断地循环，就打通小周天了。

要注意，练习时如果没有感觉，不要着急，也不要紧张，这都是自然而然的。可以加上一点意念，随着修炼程度的加深，慢慢地自然会有感觉，尤其是到后面督脉的时候，真气就会自然而然地往上升。并且每过一个关它都有一定的反应，有这种反应的时候也不要紧张，只要不是刻意地去用力，那么自然就可以打通小周天。

所以炼内丹小周天功要把握火候，可以先用点力，加上一点意念，但用力不要过猛，意念不能太强，然后就似想非想、似守非守，慢慢地就不要刻意去臆想，不要用力了。最后是自然而然，真气在任督二脉中自然运行，这样才是真正打通了小周天。

人一旦打通了小周天，是可以起到很好的保健作用的，能身轻体健、健康长寿。

四、起死回生的人中穴——阴阳交汇之泰卦

◎ 为什么叫人中穴

人中又叫水沟、鬼客厅、鬼宫、鬼市，而最为人熟知的就是"人中"这个称呼了。天居上，地居下，人居于中央。从我们的头部来看，两只眼睛，两只耳朵，两个鼻孔，这六个孔窍正好构成了坤卦（☷）——六孔窍好似三个阴爻中的六小横。人中以下是一张嘴。

人体还有什么孔窍呢？就是下体的前阴和后阴。口和前阴、后阴不像眼、耳、鼻，它们都是单个的，这就好比乾卦（☰）中的三个阳爻。所以这也就合成了《周易》中的一个卦——泰（䷊）。在乾卦和坤卦合成的泰卦中间，就是人中穴，这也正符合人居天地之间的自然规律。

道家认为舌抵上颚，口中津液下行滋润喉嗓，润泽脏腑，而人中就是津液返转下行之处，所以又叫水沟。

泰卦是地在上，天在下，所取的正是阴阳交泰、天地交合的意思。地为阴，阴气下降；天为阳，阳气上升。恰好上下交通了、交合了，所以就康泰。人中这个穴位正是任督两条经脉交合的地方，任为阴经之海，督为阳经之海。一个人昏厥时，就是阴阳不沟通了，隔离了。所以要掐这个穴位，目的是让阴阳之气沟通、交合。

◎ 需要急救，莫忘人中

人中穴在人中沟上面的三分之一处，属督脉。督脉统领诸身之阳，而此处又正好是任督二脉交会的地方，所以能交通阴阳二气，而行气血的功效显著，因此历来为急救之要穴。

生活中难免发生一些紧急情况，比如夏天中暑晕倒了，低血压或高血压造成的昏迷、疼痛导致的晕厥以及一氧化碳中毒等，都可以通过按压该穴来急救。用手指掐人中穴是最方便的办法，一般是用拇指指尖用力掐按穴位。但要注意，如果指甲太长就不适合这么做，而且根据情况的不同，力度也要适中，一般的昏厥不用特别大的力，不然会损伤到皮肤乃至下面的齿龈。

◎ 治腹痛的新方法

人中穴除了这个老百姓都知道的作用其实还有很多功效，比如它治疗腹痛的效果也很神奇。

前些年有位老邻居，60来岁，因为跟儿媳妇吵架，气得当场晕倒。送到医院抢救了过来，但她就是说肚子疼，医生给她做了检查，也查不出有什么实质性的病变，只能开些药，让她回家观察。但老人家疼得很厉害，有时在走廊里都能听到她痛苦的呻吟声。我买了些水果去看她，她让我用中医的法子给她看看。我诊了诊她的脉，很弦细，就像书上说的"如按琴弦"。她的脉细，又绷紧着，轻按的时候觉得有些无力。我让她张开嘴，发现她的舌苔很白。这些都是明显的肝气郁滞的表现。我安慰了她一阵，让她凡事想开点，可这也不能马上消除她那难忍的疼痛。看到她这样痛苦，我说："要不我用几个穴位给您治治看？"她马上说好，我就在她的合谷、太冲两穴上用较重的力道按揉了一阵，这两个穴位都是止痛的要穴，太冲穴又是疏解肝郁的要穴，可效果并不大。我正纳闷的时候，突然想起一位针灸大家记载过的一个医案，就是用人中穴治疗脘腹气痛。于是我又加按了她的人中穴，一试之下，果然灵验，疼了几日的肚子马上老实了。这是我第一次实证按摩人中穴止痛的疗效，果然名不虚传。

她的亲戚中正好有针灸医生，我就告诉她，让亲戚每天给她针灸一下，取的穴位就是人中、合谷、太冲，加配足三里、内关等。针了一周，这个腹痛的毛病就没再犯了。

正如前面所说，人中在《周易》里属泰卦，有强大的转危为安的功效，它又是督脉上的穴位，是手阳明大肠经、足阳明胃经与督脉之交会穴，所以是治疗胃肠气痛的要穴。如果真是气性大的人，被气得胃肠两胁疼痛的话，可以自己在家掐按人中等穴位，就像我给邻居治病的方法一样，可以让瘀滞的肝气变得平和，也可以梳理胃气，从而行气止痛。

《易经》养生大道

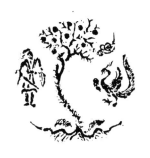

第七章

《易经》养生卦的关键点

● 推天道以明人事，明人事以知养生

● 蕴含养生关键的养生卦

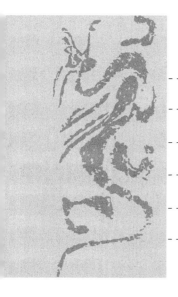

　　《易经》六十四卦的规律，从某种意义上来说，也是养生的规律。在六十四卦中有几个卦与养生关系特别密切。

　　身体健康与否，不仅仅是与疾病侵袭、外伤损耗有关，而且与每个人的生活息息相关。所以养生养的是"生"，而不仅仅是"身"。《易经》中的养生卦揭示生活与疾病的关系，充满了养生智慧。

一、艮卦：知"止"当"止"养生法

◎ 从脚到头话艮卦

艮，艮其背，不获其身。行其庭，不见其人，无咎。

初六，艮其趾，无咎，利永贞。

六二，艮其腓，不拯其随，其心不快。

九三，艮其限，列其夤，厉熏心。

六四，艮其身，无咎。

六五，艮其辅，言有序，悔亡。

上九，敦艮，吉。

——《易经》

六十四卦中的艮卦是由两个纯艮叠加而成。艮为山，这是两座山堆叠而成的卦，山沉稳而不动荡，牢固而不迁移，这都是要说明静止的重要性。第一爻中说"艮其趾"，停住脚趾的运动，就不会有灾祸，有利于守持正道。第二爻中说"艮其腓"，停止腿部的运动，不能随着上位一起运动，否则心里觉得不畅快。第三爻说停止腰部的运动，如果运动过度裂开了腰脊的肌肉，危险就像火一样熏烤着自己的心。第四爻说停止身体的运动，一定没有灾祸。第五爻说停止嘴巴的运动，不妄语，说话条理清楚就没有悔恨。第六爻说以敦厚的品德制止邪欲，就会大吉。

佛家所说的"戒、定、慧"，其实都和止有关。戒是约束我们的心，不要起贪欲等念；定是定于正念，不要转，不要摇曳，不要擅改；慧是由戒和定之后生出来的，有慧了才能做出正确的判断，才能修成正果。这都是说要把心静下来，不让它自由驰骋，要知道在什么地方停止下来。《道德经》中说："知止不殆。"许多人往往以为人生只需要勇猛精进，一往无前，其实这是对事物规律和人生态度的误解。事物总是动静相生、难易相成的，应动静不失其时，当止则止，时行时止。除了佛道两家，儒家也讲"止"，《大学》中说："知止而后有定，定而后能静，静而后能安，安而后能虑，虑而后能得。"它的中和观其实就是说凡事不要过，要在适当的时机、适当的地方停止，"止于至善"。

由此可见，"止"是我们传统哲学和修养的广泛基础，也是养生修心的至关重要的一步，不但要认识它的重要性，而且要找到方法来修炼它。

◎ "止"是养生第一步

《艮卦·象传》中说："艮，止也。时止则止，时行则行，动静不失其时，其道光明。"当行的时候就行，当止的时候就止，这就是"止"的道。

那么究竟要止什么呢？《黄帝内经》曰："上古之人，知其道者，法于阴阳，和于术数，饮食有节，起居有常，不妄作劳，故能形与神俱，而尽终其天年，度百岁乃去。"

止，首先要止在饮食上。饮食是人类赖以生存，保持健康的重要条件之一。需卦九五爻说："需于酒食，贞吉。"这是说人处在佳位时容易沉湎于饮食宴乐，因此不忘危险，守住正道才能吉祥。人是需要服食酒食的，但不能"困于酒食"，故要达到"酒食贞吉"，必须"节饮食"。如若饮食不节、暴饮暴食，超过机体的代谢能力，便会严重损害脾胃，影响健康。《黄帝内经》有忠告："饮食自备，肠胃乃伤。""内伤脾胃，百病皆生。"

其次，要"起居有常"，作息要有规律。身体是有记忆力的，每个人都有生物钟，在一个时间如果总做一件事情，久而久之身体就会自动执行这个指令。总是早起的人你就是让他多睡也不太可能，到那个时间他自己就醒了。所以作息时间不能常变，尤其是大的变动。而且，这个时间要有利于身体健康，比如在晚上11点之前就上床睡觉。

最后，"不妄作劳"。人的精神、才智、气力都是有限的，不要做自己力不能及的事情，更不要做无用功。当止就止，止在自己能力的范围内。诸葛亮的才智不谓不高，精神不谓不足，但是偌大的一个蜀国压在他的身上，血肉之躯不能肩负起这么沉重的负担，所以他也只能灯枯油尽，"出师未捷身先死"。我们平常人就更是如此，承受过大的压力、承担过多的工作都会对身心造成伤害。平淡、从容地生活，这是养生的条件之一。

◎ 修督脉炼气血

"艮其背"是养生修炼中的一个重要问题。止于背，背部有什么呢？有人体的一条经脉——督脉。止于背是把意念止于脊背督脉和命门穴。督脉有调节阳经气血的作用，故称为"阳脉之海"。

我们可以想象一下，人体有很多细小的浮络、孙络，里面充溢着很多阳气，这些遍布全身的阳气汇聚于像河流一样的手足三阳经。而督脉是阳脉之海，这样一来，我们的脊背上得有多少阳气啊！因此从古到今，讲究养生的人都注重督脉的修炼。

最著名的修炼方法要数道家的小周天。小周天我在前面提到过，现实中也有很多朋友利用它来养生保健。

"周天"就是一个循环，好像一个圆，它有一个圆周，是不间断的，不知道哪里是开始哪里是结束。小周天就是气在任督二脉循行，使这两条经脉形成一个通路，没有障碍，气畅通无阻，身体则强健。另外还有大周天，是指气在全身经络的大循环。

如果气能在这些经脉周流无阻，人体就会健康。因为气可以行血，它走到哪里，就可以带动哪里的血，人体的血液就会充溢，就会流通得顺畅。比如我们运动以后脸会红，有的人全身都会发红，这是气血上涌的表现。所以运动会带给人健康，因为气血都活动开了，都活跃了。有很多病症都跟淤滞有关，血液黏稠，血黏流动得就慢，附着在血管壁上，久而久之容易形成血栓。气滞血淤，身体还会疼痛，因为在那个淤滞的部位不通畅，不通则痛。气滞血淤的时间长了还会化火、化热，继而会影响津液的输布，导致水停、生痰等。气血阻滞了，不仅不能前进，还可能会倒行。我们吃进去的食物应该是从胃到肠，但是胃气上逆的时候就可能吐出来，虽然我们看不到这个气，但是从这个现象就能知道气有多大的力量。更严重的气还可能带动血，使血也从别的通道出来，如吐血、流鼻血、便血、尿血等。人体许多病症都与气血有关系，所以我们要使气血运行顺畅，就要修炼小周天，让气在理想的通道里运行，而且还要活跃，要源源不断。

◎ 佛家的止观法门

养生离不开养心，养心离不开"止"学，而对"止"学研究得尤为深透的是佛家的一些修为观。止观法门中的"止"是使所观察的对象住心于内，不分散注意力；"观"则是在"止"的基础之上，集中观察和思考预定的对象，得出佛教的观点、智慧或功德。可见，"止观"即是禅定和智慧的并称。佛教的这一禅定止观法门强调的就是静虑生慧。

讲到修炼的方法，大家最先想到的可能就是"打坐""入定"等词。下面我要介绍一个人人都可在家修炼的功法，就是佛家的"白骨观"。

初听这个词可能会觉得不好理解，白骨是多么可怕的东西啊，让人厌恶。为什么可怕，为什么让人厌恶，因为它跟死亡紧密相连，而且又那么丑陋。可是佛家偏偏让你直面这个东西。直面的原因就是要敢于正视，逃避不是办法，只有想通了，内心才会真正平静。

修炼的时候要端坐，手自然放于膝上，尽量把意念放在左脚的拇趾上，想象它的前半截长出脓包，进而想象这些脓包化成脓水，露出了白净的骨头，放出白色的光芒。继而整个拇趾都溃烂并且露出了白骨。然后是所有的脚趾、脚背的肉向两旁分裂开来，整个脚都只剩干净的白骨。想完左脚就把注意力转移到右脚上，也按照这个步骤来。

依次上升到双腿、骨盆、腰肋，然后是后背、双肩、上臂、下臂、双手、颈部。这样，我们的全身只剩下干净的白骨。

我们这样修炼是为了静、为了定，然后头脑能保持冷静，可以对事物做出正确的判断，不会被七情所伤，脏腑的气血也可平和，不会妄动，不会相互冲击。但我们的目的是养生，我们修静主要是为了养护我们的心性，使它能在烦扰的社会生活中得到平和的享受，从而使身体达到回归自然的状态，所以也不用完全拘泥于佛或道的形式。

二、损卦与益卦："七损八益"养生法

◎ 得失的根本——损己益人

损，有孚，元吉，无咎，可贞，利有攸往。曷之用，二簋可用享。

初九，已事遄往，无咎，酌损之。

九二，利贞，征凶，弗损益之。

六三，三人行，则损一人；一人行，则得其友。

六四，损其疾，使遄有喜，无咎。

六五，或益之，十朋之龟，弗克违，元吉。

上九，弗损益之，无咎，贞吉，利有攸往，得臣无家。

益，利有攸往，利涉大川。

初九，利用为大作，元吉，无咎。

六二，或益之十朋之龟，弗克违，永贞吉，王用享于帝，吉。

六三，益之用凶事，无咎。有孚中行，告公用圭。

六四，中行告公从，利用为依迁国。

九五，有孚惠心，勿问元吉，有孚惠我德。

上九，莫益之，或击之，立心勿恒，凶。

——《易经》

"损"表示减损、减少的意思，因此这个卦讲的是减损之道。损卦（䷨）的卦象上面是山（艮卦 ☶），下面是泽（兑卦 ☱），是指山下的水减损自己去增益上面的山。这就告诉我们要减损自己增益别人，减损自家而有益于大家，有益于天下。包括减损自己的私欲，减损自己的财富，这样才有益于众人。卦辞说，心中有诚信而不在乎物质有多少簋（guǐ，盛粮食的器具，这里比喻微薄之物）。减损之道在我们这个社会实际上是非常重要的。现实生活中，我们一般都是追求多，而不希望减损；都在追求"得"，而不愿意去"舍"。中国佛教协会现任会长一诚大师说过一句令人深思的话："现在的人都是撑死的而不是饿死的。"实际上，大舍才能大得，可人们往往难以做到。一旦做到了，那是最大的快乐。这就是损卦告诉我们的一个道理。

"益"是增益、增长的意思。此卦是讲如何主动减损自己，去增益别人。益卦（䷩）的卦象上面为风（巽卦 ☴），下面为雷（震卦 ☳），风和雷往往是相互助力、相互补益的。损卦是"损下益上"，益卦是"损上益下"，两者刚好相反。但两个卦都是强调下卦，益卦是讲增益下卦，损卦是讲减损下卦。益卦的增益下卦是通过减损上卦来实现的，表明领导者要主动减损自己，去增益老百姓，那么老百姓自然就高兴、喜悦。上面把自己的利益布施给下面，这种道义当然是一种大光明，是一种非常了不起的做法。

把损益的道理运用于养生，我们应该怎样做呢？比如减损心中的欲望和贪求，这样会增益心中的富足与平和；减少物质财富以利人，在你需要的时候也会增加别人对你的帮助……

损益可以是具体的物质层面的，也可以是抽象的精神层面的，无论是物质还是精神，运用好了，都会对生活、健康有所帮助。

◎ "七损八益"养生探源

养生理论中著名的"七损八益"一直被作为房中养生术而备受关注。由于"七损八益"在文献中没有确切的记载，所以众多医学大家对此观点颇有不同。

在《素问·阴阳应象大论篇》中有相关的记载。

> 帝曰："调此二者奈何？"岐伯曰："能知七损八益，则二者可调；不知用此，则早衰之节也。年四十而阴气自半也，起居衰矣；年五十，体重，耳目不聪明矣；年六十，阴痿，气大衰，九窍不利，下虚上实，涕泣俱出矣。故曰：'知之则强，不知则老。'故同出而名异耳。智者察同，愚者察异。愚者不足，智者有余；有余则耳目聪明，身体轻强，老者复壮，壮者益治。是以圣人为无为之事，乐恬憺之能，从欲快志于虚无之守，故寿命无穷，与天地终。此圣人之治身也。"
>
> ——《素问·阴阳应象大论篇》

所谓"调此二者"就是指调摄阴阳。黄帝问岐伯调摄阴阳的方法，岐伯说能知道女七损男八益的养生道理，就能调摄好阴阳。如果不懂这些道理，就会早衰。人到了40岁阴气就自然地衰减了一半，日常的起居生活也就渐渐衰退了。到了50岁，身体变得沉重，耳不聪目不明。到了60岁，阴气衰萎，人体之气虚耗得严重，九窍不通利，下虚上实，常常流眼泪和鼻涕。所以说，懂得调摄身体就会强壮，不懂得调摄身体就会衰老。每个人出生时身体素质都基本相同，但到老了却出现不同的情况。懂得养生之道的智者能够考察共同的摄生法则，不知道养生之道的愚者，只知道注意强弱的不同。不知道摄生的常感不足，知道摄生的常感有余。有余的就会耳聪目明，身体强健，即使到了老年，也还能保持强壮的势头，也更好调治。圣人做无为而治之事，乐于恬静淡泊，于虚无处快意心志，所以就能够长命，与天地同寿。这是圣人的摄生之道。

在易学的洛书模式中，七居西方配兑卦，兑象少女为阴；八在东北配艮卦，艮象少男为阳。"七损八益"在易学中就是"损益阴阳"。正因为《黄帝内经》中对此的解说不是很详尽，所以历代医家都有自己的发挥，但最终求取的结果都是达到阴阳平衡的状态。

对于"七损八益"的争论，直到1973年长沙马王堆三号汉墓竹简《天下至道谈》出土以后，才算有了定论。《天下至道谈》中所提到的"七损"是指："一曰闭，二曰泄，三曰渴（竭），四曰弗（勿），五曰烦，六曰绝，七曰费。""八益"是指："一曰治气，二曰致沫，三曰智（知）时，四曰畜（蓄）气，五曰和沫，六曰积气，七曰寺（持）赢，八曰定顷（倾）。"

可以看出，这里面已经完全把"七损八益"用于房中养生，与《黄帝内经》中阴阳调摄的解释有所区别，但是两者之间又是有所联系的，它们讲的都是增减的道理，都要达到一种理想的阴阳平衡状态，从而使身心愉悦，达到养生的目的。

◎ 房中养生术

"七损"是指七种在行房时会造成机体损伤和耗散精气的做法。

一为闭：行房时性器官疼痛，精道不通，无精可泄，这就是闭。

二为泄：有些人由于体质原因，或者在行房过程中耗损的体力过多，过于激动，就会大汗淋漓不止，此为泄。

三为竭：行房不加节制，恣情纵欲，使得精气耗散殆尽，此为竭。

四为勿：指阴茎不举，不能正常行房。

五为烦：行房时呼吸急促，神魂意乱此为烦。

六为绝：在交合过程中男方动作粗暴，没等女方进入愉悦的状态就强行交合，强行施为，耗散气血，此为绝。

七为费：行房过急，没有体验到愉快的感觉，对身体无补，只能虚耗精气，此为费。

那么怎么做才是有益的呢？根据"八益"的记载，有以下几种做法。

一是清早起来打坐，挺直脊背，放松臀部，收敛肛门肌肉，做提肛运动，导气下行，为治气。

二是吞咽舌下津液，伸直脊背，继续收敛肛门，用意念导气至前阴，为致沫。

三是行房前，男女嬉戏抚爱，精神充分放松，心情愉悦，双方都有亢奋感时再交合，这是知时。

四是行房过程中，放松背部肌肉，提肛敛气，导气下行，为蓄气。

五是行房时不急躁粗暴，出入轻柔、舒缓，使女方充分感受到兴奋与舒适，这是和沫。

六是行房过程中可在适当时候中断片刻，静卧或起床，平息一下精神，停止性交，为积气。

七是交合要结束时，行气于脊背，停止交合的运动，导气下行，等待女方高潮的到来，这是持赢。

八是当交合一旦完成，不能贪欲无度，射精完毕，在阴茎还没有完全萎软时就抽离女方，为定倾。

"七损八益"概括了整个行房过程中可能会出现的损伤机体的各种情况，同时说明了怎样做才是有益于身体的。道教中重要的采阴补阳的修炼法固然有很大的偏颇，但也可见男女的交合是关系到健康的大问题。《周易·系辞传》中说："一阴一阳之谓道。"历代医家也都说："一阴一阳之谓道，偏阴偏阳之谓疾。"阴阳的交替、平衡是人身的根本，如果只有单阴或单阳世界是无法维系的，所以这两者的交合是再自然不过的现象。普通人与出家人不同，不用把欲念完全化解掉，也不用过度压抑，适当的性生活可以让精神和身体都愉悦、舒适，是人们正常的需求。而把其纳入养生中时，就要求大家一定要将其控制在不损害身体的范围内，不频，不燥，不强施，不贪恋。

其实我们从"损""益"两卦中也能看出这种启示。损就是减，减私欲；益就是增，增益于人。这是损自己以利人的道理。但这种损又不会真的使自己受到伤害，反而会带来福泽。要想房事和谐其实很容易，在夫妻生活的过程中，只要我们能时时为对方着想，就自然不会做伤害对方的事情，这是对双方都有利的。本着损己利人的心，本着爱护伴侣的心，可以让生活变得和谐，让房事成为一种幸福的、有益健康的享受。

◎ 年四十当识房中之术

房中术除了在整个行房过程中要讲究一定的方法，还有很多需要注意的地方。中国古代房中补益论盛行，尤其道家更有采阴补阳之说，把房中术当作修炼的方法。但是从医学的角度来看，行房是不是如古人说的那样对身体健康有促进作用呢？朱丹溪在《房中补益论》中客观地论述过这个问题。

人的一切烦恼、苦痛均来自妄动，心为火居上，肾为水居下，水升火降，循环无端。心为火则主动，水之体主静。心不动则身不动，心动，便生出很多欲念。所以儒、释、道都讲究心静。儒家讲究正心、收心、养心，都是由此而来的。心火是君火，是最主要的部分。肝肾中也有火，但是是相火，是从属的关系。如果心火不动，相火也就只能安守本分，不会造成什么损伤。

再说"七损八益"，根据九宫方位图，七为兑，属少女，八为艮，属少男。当少女遇到少男，上兑（☱）下艮（☶），就是咸卦（䷞）。

咸，亨，利贞，取女吉。

初六，咸其拇。

六二，咸其腓，凶，居吉。

九三，咸其股，执其随，往吝。

九四，贞吉，悔亡。憧憧往来，朋从尔思。

九五，咸其脢，无悔。

上六，咸其辅颊舌。

——《易经》

《易经》
养生大道

咸卦是语意非常明确的一卦，对男女情爱的过程都做了描述。咸，下面多了一个心字就是感。少男少女相遇就会有所感应，感应之后就会想进一步接触、亲近。从感到咸，就是从有心到无心，从有意识到无意识的一种状态。由男女感应到家庭和谐，再推及家庭以外，这样天下才会和谐，万物才会化育，生生不息。

但艮是止，如果遇到艮而不止，只能有损，怎能有益呢？如果年少时贪欢恋欲，就算父母给的先天之体再好，也是徒然，过了40岁，如果不节制，体内君火与相火就会灼烈躁动，耗尽肾水，只能是髓枯水尽。男女之乐，一在于取，一在于予，想只取不予是不可能的，所以想要单单从房中术中补益己阳的观念是不可取的。

男女相处就应"咸"，注重心灵深处的"感"，有情才能愉悦心情，无情无感的性爱只能让身体获得短暂的快感，不能给心灵带来愉悦。咸卦就是说真诚的感情能使人与人之间和睦相处。建立在男婚女嫁的婚约基础上的感情才会有一个完满的结局。

三、颐卦：自养与养人的颐养之道

颐，贞吉，观颐，自求口实。

初九，舍尔灵龟，观我朵颐，凶。

六二，颠颐，拂经，于丘颐，征凶。

六三，拂颐，贞凶。十年勿用，无攸利。

六四，颠颐，吉，虎视眈眈，其欲逐逐，无咎。

六五，拂经，居贞吉，不可涉大川。

上九，由颐，厉吉，利涉大川。

——《易经》

颐卦（☲）上面是一根阳爻，下面也是一根阳爻，中间是四根阴爻，这个卦象就像一张嘴——两条阳爻分别是上嘴唇和下嘴唇，中间是空的。《说文解字》中说"颐，颔也"，就是腮帮子。

"颐"是养的意思，有个词叫"颐养"。既然它的卦象是嘴巴，用嘴吃东西不就表示养人吗？颐卦上面是艮（☶），是止；下面是震（☳），是动，上止下动，非常形象。我们把嘴张开，下巴在动，上面能不能动？永远也动不了。因此，上面是止，下面是动，上止是颐养别人，下动是求养于人。这个卦就是讲养育万物。程颐对此解释说："天地造化，养育万物，各得其宜者，亦正而已矣。"在这里，程颐强调要正，要守正道，这样才能求得食物。你要想养别人或求别人养你，就必须守正。

《易经》养生大道

颐卦讲了两种颐养之道，一种是自养，另一种是养人。自养要本于德行，这样才吉利。有句老话叫"自助者天助"，自己都不养自己，难道还指望天去养你吗？当然如果我们的身体状况不好，可以依靠家人的提醒、照顾，有了病症也可以让医生来诊治，但这些都是下下之选，自养好了，才有雄厚的基础，这样即使发生了状况也便于转危为安。再有，有德性、守正是得到他养的条件。这样不但夯实了基础，而且还能让他人乐于帮助、颐养自己。

大乘佛法中有一种观点，"自度度人"，就是自养之余还要惠及他人。那么养人要秉承一种什么样的心态呢？就是公平、公正。养护别人，只要守公道，虽然有艰险，但却是吉祥的。天地是养万物的，圣人是养贤人的，君主是养万民的。这个"养"有个特点，就是自己富有了就去养别人。光自己有才能、有能力还不行，你不能光顾养自己，还要去养别人。这个"养"字，不要单单理解成养育、奉养，它可以是养护、保养，"取乐琴书，颐养神性"。也就是说除了保养自己，还要养护他人，当然，养子女、养父母也是养，而且还要使他们也健康、快乐。

◎ 养护精神，陶冶性情

颐养之道不同于食养等，它更侧重于精神方面的养护。韩愈在《闵己赋》中说："恶饮食乎陋巷兮，亦足以颐养而保年。"《后汉书·光武帝纪下》中也有"愿颐爱精神，优游自宁"的记载。这都是从精神层面来说的，所以颐养之道可以侧重于精神，看看古人是怎样来保养他们的精神的。

《莲坡诗话》中有一首诗说："书画琴棋诗酒花，当年件件不离它；而今七事都更变，柴米油盐酱醋茶。"古人陶冶性情，颐养精神也就都囊括在这首诗中了。

我们常说字如其人，有些心性浮躁的人，我劝他们最好去练习书法，这样不但可以写得一手好字，而且更能沐浴神气。写字的时候要聚精会神，心不被外物所扰，一点一横间都蓄着气血。学习书法如果认真起来也是件劳苦的事情，只是能静中取乐，化解平日的戾气。

画画同书法一样，必须倾注精气才能使它丰满、完整，如果精神不专注，那么画出来的东西就没有精髓。不谨慎，画不会周密；懒惰时作画，虽在运着画笔，但线条不会流畅；心烦意乱，笔调也必然凌乱……所以学习画画也是很好的陶冶性情的方法。至于说学国画还是油画，画素描还是色彩，都可根据自己的喜好选择，不一定非要画水墨或工笔。

除了作画，观画也是很好的消遣。观赏画中的神韵，感受山石花鸟人物等的风格。宋朝的郭熙就曾说过，观山水画时用一种平淡放逸的心态去看价值就高，用骄侈的目光去看价值就低。所以观画足以看出一个人的修养境界。

古代帝王家的音乐是《雅》《颂》之类的乐曲，如果哪个帝王喜听靡靡之音，其下的大臣会马上指出来，因为他们认为这是要亡国的。音乐有如此巨大的力量，是因为音乐伴随了一个个朝代的兴衰，伴随着民族的荣辱。古代时就有"商女不知亡国恨，隔江犹唱后庭花"这样的诗句。再来看抗日战争年代，从抗战初期的"救亡歌曲"到《黄河大合唱》《义勇军进行曲》等，可见音乐确实能对精神产生巨大的影响。

《汉书·礼乐志》中说："是以纤微憔瘁之音作，而民思忧；阐谐嫚易之音作，而民康乐；粗厉猛奋之音作，而民刚毅；廉直正诚之音作，而民肃敬；宽裕和顺之音作，而民慈爱；流辟邪散之音作，而民淫乱。"意思是说听到纤微柔弱的音乐，人们就会起忧思；听到舒缓和谐的音乐，人们就会健康快乐；听到奋进的音乐，人们就会刚毅；听到廉直正诚的音乐，人们就会肃敬；听到宽裕和顺的音乐，人们就会慈爱；听到流辟邪散的音乐，人们就会淫乱。

所以音乐可以根据自己的喜好和具体情况来加以选择。暴戾的人就听舒缓和谐的音乐，多愁善感的人就听些轻快的音乐，郁闷不舒的人就听昂扬疏朗的音乐。

好怒、好争的人最好学学下围棋。王国维曾经这样评说：人生就像是一场竞争。如果我们的愿望在实际中无法实现，或者实际中已经取得了胜利，但还有富余的精力找不到发泄的地方，那么最好就去弈棋。弈棋表现出一个竞争的世界，能使我们从中获得满足。唐代有个叫李讷的人性子很急，但酷爱下棋，下棋时就会变得很安详，所以他一发怒，家里人就把棋具拿出来，他也马上布局上阵，连愤怒都忘却了。下棋可以从两个方面来疏导我们的心情，既可以从中得到胜利的满足，又可以锻炼耐力，学习克制贪胜的心。

张三丰说：读书十年，养气十年。读书是件福事。我认识一位教古代文学的教授，他总对学生说跟古人交朋友。跟古人交朋友其实就是说要多读前人的有益的书籍。闲适无事的人，又不看书，心就没有地方栖息，就会生出许多烦心的念头。而且，人是健忘的，就算以前看过很多书，也领悟了很多道理，但一旦放任，就很可能前功尽弃。比如现在大家读这本《易经》养生的书，也许会领悟一些修身养性的道理，但只看看就扔到一边，又不照着去做，很快就会淡忘了。因此，要读好书，多读书，还要学而时习之。

花草是青葱美好的，是纯粹的大自然的色彩。春暖花开的时候，跟三两好友或家人一起出去散步游玩，最好不要坐车，骑车或步行去，很能散心解闷。喜爱户外活动的人，也不必拘泥于看花，临水观鱼、静夜望月都是很好的养神方法。

颐养心神的方法很多，比如垂钓听鸟、养鱼灌园，只要能从中获得快乐，能让心情平静，都是闲暇时可以尝试的活动。

◎ 消灾避祸，颐养天年

养生的概念很大，除了养身体，我们又说了养性情。再把它的外延扩展开来，正如儒家所强调的，懂得趋利避害也是养命的重要条件。孔子说："危邦不入，乱邦不居。"孟子也说："好勇斗狠，以危父母。"人应该避开对自己不利的环境和事物，因为养护身体和性情都是从己出发，而天灾人祸对人造成的伤害有时非人力所能抵挡，所以能避免就要主动去避免。

雍正当政的时候，年羹尧任陕甘总督，军功卓著，就连雍正也怕他三分。他在镇守西安时广求天下贤达，有个叫蒋衡的应聘前往。年羹尧喜爱他的才华，对他说："下科状元就是你了。"年羹尧如此大的口气一般人听了可能高兴得不得了，但蒋衡却吓出一身冷汗。蒋衡对同僚们说："年羹尧德不胜威，当今万岁英明神武，年大祸必至，我们不可久居此处。"同僚不以为然。年羹尧当时的权势如日中天，多少人巴不得投奔他门下。蒋衡不顾同僚劝阻执意称病回家。年羹尧挽留不住，取黄金千两给他，蒋衡坚辞不受，最后在年羹尧的坚持下只收了一百两。蒋衡回家不久，年羹尧果然获罪，牵连了不少人。年羹尧一向奢华，送人不到五百两不登记，蒋衡只收了一百两，所以保了自己平安无事，因为年府被抄，在登记簿上没有蒋衡大名，避免了一场灾祸。

避祸需要蒋衡这样的远见卓识，其实也就是在任何时候都要看清诱惑后面的陷阱，不要有太多贪欲，要守正。在日常生活中，就是不要让自己陷入险境。比如有些施工的地方，路过时能远离就远离，不立危墙之下。遇到有"好勇斗狠"的事情也不要好事，更别说自己去做了。提倡大家修养心性，其实也有这方面的考虑。

四、复卦："人之大宝，只此一息真阳"

复，亨。出入无疾，朋来无咎。反复其道，七日来复，利有攸往。

初九，不远复，无祗悔，元吉。

六二，休复，吉。

六三，频复，厉无咎。

六四，中行独复。

六五，敦复，无悔。

上六，迷复，凶，有灾眚。用行师，终有大败，以其国君凶，至于十年不克征。

——《易经》

冯友兰先生指出《周易·序卦传》："运用'复'的概念，解释了六十四卦的顺序安排。""一切事物皆始于复。《易传》认此为宇宙之秘密。"由此可见，复卦在《易经》中具有十分重要的地位。同样，就养生来说，复卦也讲述了能让健康长久持续、阴阳相生的道理。

为什么叫"七日来复"，因为阳气开始向上升，从姤卦开始到复卦，刚好经过了七个卦即姤、遁、否、观、剥、坤、复。还有一种说法，根据月亮的盈亏规律（即朔、弦、望、晦）四个阶段，每个阶段是7天。可见第七天是一个关键的日子，是一个开始的日子。

复卦（䷗）前面的一卦是剥卦，剥卦（䷖）只有最上面的一爻是阳爻，象征一阳剥尽，能感觉到岌岌可危的情势。也正因阳都散尽了，所以在至阴中才又有新的阳生出来，形成一个循环，由险境中生出新的希望。什么时候是阳气耗散尽，且是最危险的时候呢？在一年中就是冬至这天，在一天中就是子时。先贤在修炼时都非常重视一阳来复，阳气耗散尽时闭关不出，内守养气，因此说"不远复"。

从常识来看，在冬季和夜晚是诸多病症发病的时候，老年人、身体虚弱的人在这时候都要提高警惕，就是因为这时无论天地还是万物的阳气都太衰微，难以护持人体。能保护人体，带给我们生命力的阳气消散了，我们就不能做更耗散阳气的事，而应该注意保养，守住体内的一点真阳，等待大地回春，等待身体的阳气从至阴中升腾。

所以有很多健康报道都说要早睡，在子时之前应该进入睡眠状态，这是完全符合自然规律的。我们也经常会听到这样的说法，家里有体弱多病的老人时，家人有时候会说："也不知道能不能熬过这个年，如果能过去了就不怕了。"这是说只要能度过春节，就不用那么担心了。因为春节就代表着春阳的到来，人体又可以重新得到自然阳气的滋养，疾病的情况也就会转好一些。

那么为了配合这一阳的到来，我们除了注意休息还可以做什么呢？就保养身体来说，要保持希望，耐心等候，坚修持守。就修心方面来说，要休复（与周围的人和谐相处）、中复（居中守正道）、独复（专心致志地回复）、敦复（诚信、敦厚地回复），还要反省自己。

五、泰卦：气血交通，阴阳相济

泰，小往大来，吉亨。

初九，拔茅茹以其汇，征吉。

九二，包荒，用冯河，不遐遗，朋亡，得尚于中行。

九三，无平不陂，无往不复，艰贞无咎。勿恤其孚，于食有福。

六四，翩翩不富，以其邻不戒以孚。

六五，帝乙归妹，以祉元吉。

上六，城复于隍，勿用师。自邑告命，贞吝。

——《易经》

泰卦（☷☰）我们在前面也提过，是坤（☷）上乾（☰）下、阴上阳下、水上火下、血上气下的交通之卦。阴阳、水火、气血不宜偏颇，火性趋上，所以要居下位，水性就下，所以宜使之上。这样就不会阴阳偏废，就叫作"交"，就是"既济"（䷾），否则就是"未济"（䷿）。交则生，不交则死。

泰卦的"小往大来"里的"小"指阴爻，三根阴爻在外卦，是从内走到了外；"大"指阳爻，三根阳爻在内卦，是从外来到了内。阴爻走了，阳爻来了，故曰"小往大来"。这种现象就是"吉亨"，是大吉大利的。反之，大往小来则为否卦，是不吉利的。"小往大来"比喻小人与大人、小事与大事。小人走了，大人来了，这当然是吉利的；小事与大事好比芝麻与西瓜，捡了西瓜，丢了芝麻，这就是好事，反之就是否卦（䷋），是坏事。泰卦表示阴阳之气一来一往、一升一降，交通调和，有吉祥、亨通之象。

前不久几个老友相约一起吃饭，其中一个说身体不舒服，不愿来。大家都关心地问他怎么了。他说："这些日子晚上睡不好，总做梦，白天就没精神，觉得累，到了下午就腿软头晕。"大家都说他没休息好，可能是最近工作太忙了，以后早点睡就好了。这在西医看来确实不是什么病，但在中医看来就不太正常了。我问他："你晚上都做什么梦啊？""跟人打架，被坏人追着跑，睡觉比白天干活都累。还爱出汗，提不起精神。"我说："你这正是《易经》上的一卦——否卦（☷）。"这位朋友说："我可知道中医的痞满，是胃胀满，病在脾胃，跟我这有什么关系？我这症状要说有问题也是肾的问题。"他说的没错，痞满在中医病症中是跟脾胃有关，但《易经》中的否卦跟痞满却不尽相同。否卦上乾下坤，跟泰卦相反。阳在上，阴在下，火热灼伤阴水，肾水本就亏虚，又不能制约心火，熊熊烈火在上面烧，不足的阴水在下岌岌可危，所以心神就不能安宁，晚上的时候就会多梦，且为凶梦。肾阴滋养不到脑髓，所以还容易头晕耳鸣。他听了我的解释，问我有什么办法。我说这很简单，降心火补肾水。

中药里有一个交泰丸，专治这种病症。交泰顾名思义，就是沟通心肾，交通阴阳。这种药只有两味，黄连和肉桂。一般看来这两味药正好是相反的，黄连是苦寒的药，肉桂是辛热的，放在一起有点抵触。但黄连入心经，能泻心火，治疗心火亢盛；肉桂擅入肾经，助补阳火，是治疗命门火衰的要药。

朋友当下就让我说说两味药的配比，回家自己配来吃。但这需要研末，又要自己做成蜜丸，比较麻烦，所以我还是让他到医院看看，开些成药来吃。现在有这些症状的人不少，又没有什么具体的病痛，所以很多人也没想到去医院看。可是心肾不交又确实会影响生活，让人觉得疲累，只要到中医院看一下，吃点中药很快就能见效，因此有类似症状的朋友还是应该及早治疗。

六、豫卦：精神无非一快乐

豫，利建侯行师。

初六，鸣豫，凶。

六二，介于石，不终日，贞吉。

六三，盱豫，悔；迟有悔。

九四，由豫，大有得，勿疑，朋盍簪。

六五，贞疾，恒不死。

上六，冥豫，成有渝，无咎。

——《易经》

◎ 穷也乐，达也乐

养生的目的有三个：健康、快乐、智慧。人在感官得到满足的时候自然会快乐，在顺境、通达时自然会快乐。物质和精神上的欲望被满足时的快乐是每个人都会有的，而那些长寿健康的人则在别人不快乐时也能达到内心的平衡，也能在风雨中期盼阳光。正所谓顺也乐，逆也乐；穷也乐，达也乐。

孔子当年被围困在陈蔡之间，有7天没饭吃，菜汤里一粒米都找不到，但他还是在屋子里弹琴唱歌。孔子的弟子子路和子贡就说："您两次被赶出鲁国，卫国也不留您，在宋国还被罚去砍树，在商、周穷困潦倒，现在又被围困。想杀您的、想迫害您的都活得好好的。但是您看您，都到这种地步了，还在这弹琴唱歌。君子是要知道羞耻的，您就是这样知耻的吗？"

孔子答道："话不能这么说。君子能行正道，那就是通，不了解道，那就是穷。我现在满怀仁义，虽身逢乱世，也不是穷。我反省内心，对正道没什么亏欠，又没丧失道德。我为什么不快乐呢？"孔子说完就又开始弹琴唱歌了。

人一辈子都会遇到烦心事。别人家的孩子考上大学了，自己的孩子没考上；别人晋升了，自己十几年甚至几十年如一日地原地不动；别人家大屋，自己家蜗居……其实孩子没考上大学，努力了，又没遗憾，以后的道路仍充满光明和生机，为什么不快乐呢？自己努力工作，无愧于心，在同事面前行得正、坐得直，为什么不快乐呢？全家人为了一个共同的目标奋斗，其乐融融，温馨地居住在一起，为什么不快乐呢？

因为应该在任何时候都快乐，这种快乐不是因为欲望得到满足，更不是因为比别人得到了好的条件，处于好的地位，而是心底宁静，无愧于心，知道自己做得对，知道自己对得起自己，也对得起别人，所以无论外物怎么变迁，心里的快乐是不变的。人是哭着来到这个世上的，走时应该笑着离开。

◎ **生于忧患，死于安乐**

豫卦（䷏）初六中说："鸣豫，凶。"意思是一开始就自鸣得意，快乐过了头就有凶险。上六爻中也说："冥豫，成有渝，无咎。"沉迷于快乐之中，以至于纵乐昏冥，但如果及时改正，就没有灾祸。初六告诉我们快乐要有节制，上六告诉我们不能沉涵于欢乐。

同样，要防止疾病、疾患，就要有忧患意识。这讲的其实就是"生于忧患，死于安乐"。"生于忧患，死于安乐"是人生的至理，要想不死，就不能沉湎于安乐，就要保持防范之心，要预防疾病。《黄帝内经》说上等的医生"不治已病治未病"。当然要想真的"不死"是不可能的，关键是快乐地死才是难能可贵的。豫卦告诉我们欢乐的原则在于要适中，千万不要过分。比如初六不要一开始就自鸣得意，不能快乐过了头。同时，欢乐要跟忧患始终联系在一起，不要总想着欢乐，不要太过分地去享乐，一定要有忧患意识、危机意识。只有"生于忧患"，你才能活着，太安乐了就会早死。也只有六五爻"贞疾"，才能"恒不死"。当然，永远不死只是一个美好的愿望，人事有代谢，所以只要过得快乐、健康，也就不虚此生。

◎ 大家快乐，才是真的快乐

"九四，由豫，大有得，勿疑，朋盍簪。"由于他给大家带来了欢乐，使大家大有收获；不用怀疑，同道朋友会像用簪子把头发束在一起那样来聚合。

孟子"独乐乐"与"众乐乐"的观点流传了几千年，我们也都知道分享快乐的道理，但要真正做到也不是件易事。比如现在你有一百万，要和九个人平分，你可能就不会很高兴。换个位置，如果你的朋友有一百万，要给你十万，你可能就会很开心。人们的心理都是相同的，愿意取不愿意予，自私是人的本性。关键是这种人性的弱点并不能带给我们内心深层长久的快乐。因为对于人来讲，任何东西都要与他人分担或分享，痛苦与人分担了就会减少，快乐与人分享了就会增多。所以在做一个决定之前，我们都可以理性地换位思考一下，别人对你这样做，你会快乐，那么你也应该对别人这样做。

一些贪官或做了坏事的人为什么心里有那么大的压力？因为他们积攒了那么多的财富，心里很高兴，但是这种高兴不能分享，不敢告诉别人。同时这样的人一定也很害怕东窗事发，但是这种不安又不能找人倾诉。一个人心里憋了这么多的事，越积越多，一半是聚敛的狂喜，一半是贪婪的担忧，这样的人怎么能健康快乐呢？

快乐是有条件的，像豫卦告诉我们的一样，欢乐之源是有独特性和差异性的，要有阴阳的聚合，只有大家都快乐了，才是真正的快乐。

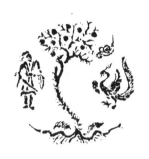

第八章

《易经》的风水养生

- 风水学与中医学一脉同宗
- 顺天应人，自有心中好风水
- 风生水起，天人合一以养生
- 好风水，才好养生

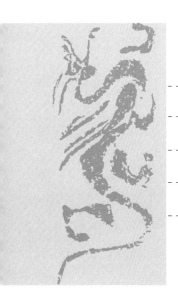

　　《易经》说的是天、地、人三者之间的关系，对《易经》
理论的应用从《易经》中衍生出风水理论，进而形成了独具中国
特色的文化现象。

　　风水是一门智慧之学，"看风水"就是用这种智慧选择环
境、营造环境与调节环境，只是后世有人把它歪曲了。

一、风水究竟是什么

从古代开始，风水就是一个充满争议的事物。信之者奉若神明，凡事都以其为指归；不信者斥之为迷信，对其大加抨击和批评。那么它究竟是糟粕还是精华，在现今社会中究竟是应该将其发扬光大还是掩踪灭迹呢？这是一个颇为难解的问题。

风水是中国特有的一种文化现象。这种现象所包含的内容非常复杂，之所以流传了几千年，一定有它的合理性。你如果百分之百地相信它，认为这就能解决一切问题，肯定就是迷信。也就是说，认为它能改变一切，能解决一切问题，这是不可能的。如果客观、理性地来对待它，还是可以从中找到一些解决问题的门径，因为它毕竟是中国几千年智慧的沉积。做风水的目的实际上就是四个字——趋吉避凶！风水学既不是现代科学，也不是现代哲学，而是一种智慧之学。"看风水"就是用这种智慧选择环境、营造环境与调节环境。我要特别强调一点，就是风水里面还有非常重要的一个因素——风水本身是调形、调环境的，而看风水是在调心。

◎ 风水的构成

郭璞在《葬经》中说："葬者，乘生气也。气乘风则散，界水则止。古人聚之使不散，行之使有止，故谓之风水。"

风水也叫堪舆。堪，天道也，也就是观察天；舆，地道也，也就是观察地。堪，高处；舆，低处。它主要包括三大基础学科，即古天文学、古地理学、中医学。而其哲学基础就是《易经》。说到天文学和地理学与风水的关系大家都能理解一些，可说到风水与中医的关系，就有点让人感到困惑了。风水如果真与中医有关，那么它是否也与我们的健康有关呢？风水除了可以寻找宝地，还可以影响我们的健康吗？

人们生存的这个地球是由各种元素组成的，这些元素或为人体所必需，或对我们有所伤害，人每时每刻都浸润在这样的环境中，这是我们赖以生存的物质基础。除了各种元素，还有重力、磁场、温度等环境因素，这些与地理息息相关的现象也对我们起着各种作用。更不用说山川地貌、地质结构、自然景观的种种组合了。

举个最简单的例子，江南的风土山水造就了那里居民的灵秀，北方的风沙雪雨给了人们粗犷与豪迈的个性特征。而且不同地域的文化也不同，这就是风水地理带给我们的多样性。

风水与天文学密不可分，更确切点应该说它与星象学的关系更为密切。星象学在我国古代一直很发达，人们通过观察各种天体的运转与现象总结出一些自然规律，并用来指导生活、生产。青龙、白虎等风水学名词，最早是古代天文学中二十八宿四象的名称。而且当出现日食、月食的时候，皇帝往往会大赦天下，以此祈求平安。

再看中医学，古人认为人体有穴位，大地也有穴位。人之穴是经络之气输注于体表的部位，也是疾病反映于体表的部位，是人体体表特殊的感觉点；地之穴是山水相交、阴阳融合、情之所钟处，也是藏风聚气的地方。这些学术文化无不体现了中国古代哲学的重要思想——"天人合一"，它们所运用的思维工具主要就是阴阳五行学说。

风水学、中医学中通用的五行学说

方位	五行	五色	五味	五脏	方向	功能	季节	防病
东（青龙）	木	青	酸	肝	左	生发	春	肝胆病
南（朱雀）	火	赤	苦	心	上	生长	夏	心脑血管病
中	土	黄	甘	脾	中	运化	长夏	胃病
西（白虎）	金	白	辛	肺	右	肃降	秋	呼吸病
北（玄武）	水	黑	咸	肾	下	收藏	冬	肾病

尽管风水学和中医学的理论依据同宗同脉，但在实际运用中，两者对人所产生的影响不一样。中医师依据阴阳五行学说为人通经络、调气血，病人有感觉、有反应，效果可见可察；风水师依据阴阳五行学说观气、选穴、择向，基本靠个人主观感觉，效果无可评判，令人感觉神秘莫测。尤其现在有些人不理解风水学的学术思想，生搬硬套古籍上的只言片语，有些人则将风水和命运完全画等号，弄得艰涩玄乎，带来了许多问题。

风水虽不与我们的健康直接相关，但其中的某些具体应用却与医学有异曲同工之妙。虽理论解析不同，但殊途同归，最终的结果很相像。

◎ 什么才是风水宝地

《葬书》中说好的地方要"玄武垂头，朱雀翔舞，青龙蜿蜒，白虎驯俯"。我们也常听到这样的话："前有照，后有靠，左青龙，右白虎。"这是说一块好的地方要北面有蜿蜒而来的群山峻岭，南面有远近呼应的低山小丘，左右两侧则群山环抱，重重护卫。中间部分地势宽敞，且有屈曲的流水环抱。三面环山，水口紧缩，中间微凹，山水相伴，坐北面南位居中央，这是"藏风得水"的理想模式。

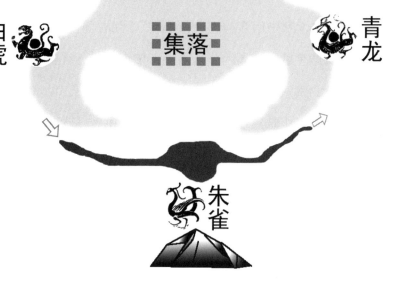

"藏风得水"的理想模式

早在春秋时期的《管子》一书就对国都选址做了总结："凡立国都，非于大山之下，必于广川之上，高勿近旱，而水用足，下毋近水，而沟防省。"

我们将宝地所应具备的条件与管子建国都的要求来比较，不难看出，它们是很相似的，但《葬书》给我们的感觉是指导选址的理论，好像很玄妙而神奇，而《管子》是从战略的角度来讲的，很实际。但从这一玄妙和这一实际的吻合中我们可以看到风水理论无非是从实践中来，并用《易经》等理论加以完善，所以其中必定有其实用性与科学性，也确实会对我们的生活、健康产生一定的影响。

看风水主要是关注生态环境中的气，而气对人的影响可以分为多个层面：第一是物质层面，比如空气是否清新，负氧离子的含量等；第二是心理层面，比如布局是否合理，风水讲究"前有照，后有靠"，就是因为能给居住者带来良性的心理影响；第三是最重要的心灵层面，也就是信仰与文化的层面，比如中国人注重"天人合一"，如果建筑给人这样的感受，人不仅会感到心情舒畅、舒适稳定，而且有一种心灵提升、与天道融为一体的满足感。

现代人在看风水的时候也要注重实际的需求，现在城市中想找到有山有水的地方很难，很多楼盘的建造者会在小区里挖个水塘、堆个假山之类的，但这跟环山抱水其实根本不沾边。所以还要以方便生活、舒适健康为依据来挑选自己理想的住宅。

二、建筑风水，根据个人特点选择住宅养生

◎ 承德避暑山庄与清东陵

承德避暑山庄始建于康熙四十二年，经康熙、雍正、乾隆三代才完工，历时89年。承德古称热河，"承德"这个名字使用到现在还不到300年的时间。

为什么康熙这么喜欢这个地方呢？因为它的自然地理地貌十分理想，稍加改造就可以用作园林景观。西部和北部有西岭北山，北部有个冲积平原，东南部是沼泽，有泉，可以开辟成湖区。这个地方要山有山，要水有水，还有象征牧区的平原。

承德避暑山庄是中国地理环境的一个缩影，西南多山，东北多水，北部是平原，南部则仿造了许多江南名胜。

说到清东陵的选址，有一个传说。清朝入关后，顺治皇帝经常带人四处打猎。一天，他们由北京经蓟县盘山来到遵化所辖的马兰峪境内，跃上了郁郁葱葱的凤台岭，顺治皇帝被眼前的景物迷住了。向北看，重峦叠嶂、群山蜿蜒；转身南望，群山之中竟环抱着坦荡如砥的土地，真是山川壮美，景物天成。他庄重地向身旁群臣说："此山王气葱郁，可为朕寿宫。"他翻身下马，在凤台岭上选择了一块向阳之地，将右手大拇指上佩戴的白玉扳指取下，扔下山坡。静默片刻，又说："扳指落处定为佳穴。"群臣遵旨，顺着扳指滚落的地方寻觅，终于在草丛中找到了。于是在扳指停落的地方打桩做记号。后来，在这里果然建成了清王朝入关后的第一座陵寝——清东陵。

关于清东陵的地理形势，《大清一统志》是这样描述的："山脉自太行委拖而来，重岗叠阜，凤翥龙蟠，一峰柱笏，状如华盖。前有金星峰，后有风水峪，诸山耸峙环抱。左有鲶鱼关，马兰峪尽西朝，俨然左铺；右有宽佃峪，黄花山皆东向，俨然右弼。千山万叠，回环朝拱。左右两水，风流夹绕，俱汇于龙虎峪。"清东陵位于昌瑞山庄主峰南麓，三面环山，陵前是开阔的平原，左右有景陵、裕陵、定陵、惠陵及许多后妃陵、公主陵，形成了清东陵的整体规模。

从承德避暑山庄和清东陵的选址可以看出古代人们对风水的重视，无论我们信也好，不信也罢，风水都在各方面影响着我们的生活。先人的思想、古代的建筑都已是既成的事实，我们在这片处处留有风水痕迹的土地上生活，也可以利用其中的精华部分对我们的生活加以指导。

◎ 要不要请风水师

现代人在买房、装修，甚至选择归葬阴宅的时候都越来越注重风水，不少人还会请一些专业的风水先生来勘察。

但看风水的主观因素太强，风水师有云泥之别，现在相当一部分风水师其实并不懂得风水之道，只懂得一点风水术，往往误导大家。有的以盈利赚钱为目的，故弄玄虚，叫你改这改那，以此骗取金钱。而普通百姓在效果不能评价的情况下，过度依赖某个人的评判，只会给自己带来烦恼和压力。

比如有一个风水流派，把人分成八种命，把方位分为八宫，认为不同命理的人必须住不同的"宫"，才能趋吉避凶。这就是民间流传甚广却令人倍感困惑的"东四命居东四宅，西四命居西四宅"的说法。

不同命理的人适宜在不同的方位居住，从理论上看应该说不无道理。问题是，这个"命"是怎么测出来的？这种流派运用的方法就是推算生辰八字，也就是完全按照出生的时间来判断一个人的命运，这是错误的做法。因为一个人的命运不单纯是由出生时间决定的。

按照阴阳五行学说"天人合一"的思想，人的命运与天、地、人三者皆有联系，出生时间（生辰八字）固然是必要因素，出生方位也很重要，地理环境、风土人情都会影响人的成长；但人本身的体质、气质、性格，才是决定一个人健康和命运的最重要因素。关于怎样确定一个人的人格个性，我最近写了一本书——《五行识人》，就是从天、地、人三个方面来判断人的命理的，缺一不可。

风水既要顺天，也要应人，如果只抓住生辰八字做文章，以一个点涵盖全部，是夸大，是过度运用。

其实，古代风水学派很多，各派说法不一，不少艰涩难懂、语多荒谬，时至今日已被渐渐淘汰，乏人问津。现在对它进行客观研究，吸取其精华，扬弃其糟粕，是非常有必要的。对广大老百姓来说，作为一种曾经存在过的古代文化现象去加以了解，未尝不可。但市场上的风水书鱼龙混杂，甚至夸大其词，加以炒作，越搞越神乎，结果误导人们陷入迷信的泥潭。

我认为，好风水就在自己的心中——一个让你看得舒服、住得舒心的地方，就是属于你的风水宝地。如果实在想找个人看看，那么不妨让自家的孩子出场。纯阴纯阳之体、童真之气的孩子，对自然的感应能力强；孩子纯真的眼睛和心灵，也没有被各种说教所蒙蔽。如果孩子特别喜欢这个地方，喜欢这座房子，那就不要瞎折腾，不要改来改去。人的舒适愉快、身心和谐，不就是选择住宅风水的目的吗？

◎ 挑选健康养生宅

历代帝王对自己的都城、陵寝等的挑选都是很严苛的，而现在人们居住的地方，尤其是城市里，房价很高，所以在挑选住宅的时候大家也就格外注意，希望能找到健康的福地。这是人们心中的美好愿望，也是可以操作的。

"前有照，后有靠"，是一般选宅时常用的原则。其中"前有照"有两层意思，一是房屋前方要有日照，也就是光线要好，这很好理解，所以我们一般选择朝阳、朝南的房屋居住。二是房屋前方要有水照。中国人居住在北半球，方位上朝南，在五行学说里属"火"，火性炎上，需要用润下的"水"来制约。这是风水学"整体和谐"思想的体现。所以，古人认为房屋前方（注意是指地势上的前方，不是眼前）有河道、流水、流动的地势，才能阴阳平衡，有利于健康。而现在一些业余风水爱好者，不探究五行学说的真实含义，把"前有水照——前方气势流动"误解为"家门口要有水"，没有水的就在门前挖个池塘，结果带来了安全隐患，大不利。古人说的"前有照"是就远处的"势"而言，而不是指近处的"形"，如果只是机械照搬就麻烦了。

"左青龙，右白虎"，也是选宅时的一项常见原则。中国人大多坐北朝南而居，房屋的左面是东方，五行属木，五色属青，故以青龙代之。房屋右面，即西方，五行属水，五色属白，故以白虎代之。古人认为，房子的青龙位（东方）、白虎位（西方），最好要有山峦环抱，以此护生东方阳气、藏风聚气，制约西方阴气，阻挡西北风和寒流。而且东方"龙抬头"，地势宜高强张扬，西方"虎下山"，地势宜低弱收敛。这种"左高右低"的认识，则又与五行学说密切相关，要从功能上理解，不能机械地理解为高度上的差别。正如中医学所说的"左肝右肺"，意思是肝气功能生发、肺气功能肃降，并不是说肝在左面肺在右面。如果对"左高右低"之说只是望文生义，自家东邻的楼要比自己高，西邻的楼要比自己矮，岂不反而沐浴不到朝阳？岂不反而夏季遭受暴晒，冬季直面寒风？所以，只有深刻理解阴阳五行的含义，才能避免以上简单附会的错误。

◎ 卧室要聚人气

我们买了房子之后首先要做的可能就是装修，然后购置家具、电器等，把家好好布置一下。在这些步骤中我们能意识到的健康问题可能就是选择绿色家装材料，购买有质量保证的家具。其实从风水的角度来看，还有很多需要注意的地方。

比如现在人们都爱买大屋，住大屋。看着敞亮，活动空间大，又方便纳客。其实并不是每间屋子都大才好，要根据房间的用途来区分大小。古人在风水中很讲究"人气""阳气"。每当遇到不见日光人又少的地方我们总会说"这里阴气太重"，这就是缺少人气、阳气的表现。阴气重当然不指影视作品中演的有鬼等不净的东西，而是阴气重的地方会对健康有很多不利之处。如果在这样的地方住的时间长了会比较容易患上阴寒之症。

前面我们也说了，要住在有日照的地方，同样也要住在有人气的地方。如果卧室的空间太大，人又少，就容易散气。人是一个能量场，无时无刻不在向外散发着能量，一个空间里如果常有人活动，就会给人舒适、阳气充足的感觉；如果长时间没人住，即使打扫得再整洁，也会给人一种"空"的感觉，这就是"人气"的作用。所以为了聚敛人气，不宜选择过大的卧室，20平方米以下就好，这样会更突出家的温馨感，让人觉得舒适、温暖。

此外，卧室里也不宜摆放太多电器。科学的解释就是所有家电都是能量源，无论开关都会释放出不利于人体的物质，这样的辐射多了对我们的健康自然不利，而且家电多了卧室的温度自然就会升高，破坏卧室内的温度平衡，人们会觉得烦躁、不舒服。用风水的解释就是这样的房屋好像古时所说的"火宅"，是很不利于健康的。火宅一般都会释放过多能量，从而影响人们的思想和健康。为什么说火宅会影响思想呢？其实"火宅"这个词是佛家语，比喻人世的诸多烦恼。明明已烈火熊熊，但人们还贪图安逸与财富等，不愿逃离。所以火宅会影响我们的心智，使我们的思想不清明。

◎ 人是最重要的风水因素

任何方法都是灵活的，对于风水中的"术"来说更是如此。要在"阴阳互补""天人合一""整体和谐""五行平衡"的大道之下，灵活运用各种"术"即各种方法。要理解不要瞎猜，要变通不要机械。尤其是在选择居住场所、布置环境时，要清醒地认识到人才是最重要的决定因素，要依据个人的体质来选择环境风水。比如一个人性格外向，性急好斗，面色红润，怕热易渴，喜冷饮，口燥咽干，手足心热，阴液亏少，多属阳亢阴虚体质，五行属火。这样的人如果住在阳光直射、炎热干燥的方位，屋里又有一大堆色彩浓艳、炫目刺激的摆设，墙上或窗帘又是红黄色的艳丽的色调，则颇有心脑血管疾病之虞。

比如畏寒，面色苍白，手足不温，喜热饮食，精神不振，肌肉松软不实，冬天爱长冻疮的人，多属阳虚体质，五行属水。这样的人不适合住在阴强阳弱的北面，房间内色彩不宜用冷色调，不宜摆放过多深色尤其是黑色的物品。

《红楼梦》中就有这样一段描述薛宝钗居所的文字。

> 及进了房屋，雪洞一般，一色玩器全无，案上只有一个土定瓶中供着数枝菊花，并两部书，茶奁茶杯而已。床上只吊着青纱帐幔，衾褥也十分朴素。贾母叹道："这孩子太老实了。你没有陈设，何妨和你姨娘要些。我也不理论，也没想到，你们的东西自然在家里没带了来。"说着，命鸳鸯去取些古董来，又嗔着凤姐儿："不送些玩器来与你妹妹，这样小气。"王夫人凤姐儿等都笑回说："她自己不要的。我们原送了来，她都退回去了。"薛姨妈也笑说："她在家里也不大弄这些东西的。"贾母摇头说："使不得，虽然她省事，倘或来一个亲戚，看着不像，二则年轻的姑娘们，房里这样素净，也忌讳。我们这老婆子，越发该住马圈去了……"

贾母的话不无道理。一个正值妙龄的小女孩屋子里色彩一般会比较暖，也多喜爱摆放一些小巧的装饰品。但薛宝钗屋子的摆设跟她的人一样冷，这是她性格的原因。同样，屋子的摆设反过来也能影响人们的性格和心情。所以根据年龄、性别、健康状况等的不同，要注意器物的选择和摆放。如果是一个内向、冷漠的人，房间就不宜过于清冷，试着布置得温暖一点，会让心情变得舒畅。

当然，人的体质错综复杂，且时刻运动变化着，所以阴阳五行的归类不是僵化不变的。这就更加提醒我们在"天人合一"的思想中，人的因素是多么重要。灵活变通、合理运用风水学理论，对居住场所进行正确布局，的确有利于居住者的身心健康；但生搬硬套、过分夸大风水布局，无视人的体质、性格和后天努力，把生老病死、吉凶祸福都归结到房屋上，是有害而无利的。

三、营造心中的好风水，健康在于好心境

◎ 重风水为何失家国

历代帝王都重视风水，既注重都城的选择，又注重陵墓的选址。皇帝选择的自然是好地方，但为什么他们占据了天下的宝地，却还是不能保证寿终正寝，不能让家国永固呢？

帝王陵中最出名的要数秦始皇的陵墓了。秦王嬴政既扫平六合，统一天下，以为自己德兼三王，功过五帝，遂自号始皇帝，幻想他的子孙世世代代都为皇帝，传至万世不衰。秦始皇即位之初，就令术士选择佳地，为自己修陵墓。《史记·秦始皇本纪》中记载："始皇初即位，穿治郦山。及并天下，天下徒送诣七十余万人，穿三泉，下铜而致椁，宫观百官奇器珍怪徒藏满之。令匠作机弩矢，有所穿近者辄射之。以水银为百川江河大海，机相灌输，上

具天文，下具地理。以人鱼膏为烛，度不灭者久之。"这是说秦始皇陵墓的布置，凿地有三重泉水那么深，灌注铜水，填塞缝隙，把外棺放进去，又修造宫观，设置百官排位，把珍奇器物、珍宝怪石等搬进去，放得满满的。然后命令工匠制造由机关操纵的弓箭，如有人挖墓一走近就会被射死。还用水银做成百川江河大海，用机器递相灌注输送，顶壁装有天文图像，下面置有地理图形。另外用娃娃鱼的油脂做成火炬，估计很久不会熄灭。陵墓修好之后，秦始皇将70万生灵悉数埋葬在陵墓中。然而，秦始皇死后仅20年就烽烟四起，秦王朝在统一天下15年之后就土崩瓦解，灰飞烟灭。

像这样的例子数不胜数，也足以证明地理的风水不是决定命运的唯一因素，只有当德行与之兼具的时候才能使其凸显出更大的作用，同时德与行可以反过来影响风水，即使在不太为人看好的地方，也可以有好的际遇。

◎ 徽州风水——西递、宏村

徽州是个崇尚风水的地方，"徽"这个字本身就囊括了"人文山水"在其中，所以徽州的风水不但是地灵的自然风水，而且更有人杰的人文风水。

在安徽省长江以南的地区有两个非常出名的村落——西递和宏村。几弯碧水旁错落有致地矗立着粉墙黛瓦的民居，虽然由于年代久远墙壁的白粉已然斑驳，但从高高的围墙还是能看出它们昔日的气派。

皖南古村落选址、建设遵循的是有着2000多年历史的《易经》风水理论，强调天人合一的理想境界和对自然环境的充分尊重，具有强烈的徽州文化特色。

明清时徽商经济实力雄厚，而在外发了财如果不衣锦还乡就如同穿了件锦服在暗夜中行走，丝毫没有意义。所以徽商都会在家乡起栋气派的房子，院墙高拔，房檐做成马头状，好像随时都会奔腾而出。值得一提的是，每家院中都有一块阳光可直射的露天的地方，这就是天井。透过天井，阳光照到院中，孩子可以在里面嬉戏玩耍，大人可以一边晒着太阳一边干活。但这个天井又不能开得太大，大则散气，把自己的财气、人气都散到外面去了。

宏村有两片水域，一为月沼一为南湖，但偌大一个南湖原来却并不存在，它是怎么来的，又为何而来呢？宏村是在南宋时才开始有人居住的，宏村始祖见这里是块上风上水的佳地，就决定在此定居。若干年后，由于一场大雨，周边的河流改道，使宏村呈背山面水之势，这种改变使得宏村兴建者喜不自胜，看来他看重的真是一块宝地，完全体现了"负阴抱阳"的风水理念。

到了明朝，宏村人为了寻求更好的发展，聘请了当时最著名的风水大师何可达。何可达前后用了10年时间，最后认定宏村的地理风水形势是一头卧牛形状。他把村里的一个泉眼掘开，建成一个水塘，取名"月沼"，是这头卧牛的胃。宏村人本以为这样生活就会蒸蒸日上，可出乎意料的是，他们的生活并没有明显的改变。于是何可达不得不重新思考这个问题，经过研究，他认为牛本是反刍动物，不应只有一个胃，而宏村只有一个月沼，这就是宏村不发达的原因所在。于是在月沼的西南边挖建了南湖，让月沼的水流到南湖里，人为地建出了两个"牛胃"。其后，这里的风水好像真的发生了神奇的变化，商人和文士越来越多，宏村也越来越繁华。

◎ 徽州风水二——孝悌传家

徽州人对祖先有着无比崇敬之情，祭祖是他们非常重视的事情之一。宗族里的祠堂也是修建得最庄重、气派的地方。很多人家都贴有"孝悌传家根本，诗书经世文章"之类的对联。"孝"和"书"构成了徽州浓厚的人文风水。

西递有座始建于明万历年间的敬爱堂，是胡氏的宗祠，面积近2000平方米，为西递现存祠堂之最，整个村庄皆以该堂为中心布局设计。

"敬爱堂"三字既启示后人敬老爱幼，又示意族人互敬互爱、和睦相处。故作为宗祠的敬爱堂，一直是祭祀胡氏列祖列宗之所，同时兼作宗族议事、族人婚嫁喜庆、训斥不肖子孙的地方。

敬爱堂上庭横坊上高悬"敬爱堂"匾额，赫然醒目。即便是作为外族的游人来此，也感受到有一股威然不可侵犯的气韵。作为西递最为神圣的地方，敬爱堂则是以儒家的仁义廉耻、忠孝节义等伦理文化来教育、规范自己的子孙。这里的一砖一石、一柱一梁无不在宣扬着儒家思想，表现着强大的宗法秩序。据说宗族中若有重大事情，都要把族人集中于此议事，并由辈分高、资格老且有文化才能、德高望重的族长主持族会和表态定夺。特别是对那些做了违反族规坏事的不肖子孙，轻者当众批评，责令检查，重者开除祠堂，不得姓胡，并当众从此取走其祖父、父亲的神位焚火烧毁。

在敬爱堂里，有一个一米见方的"孝"字，这个"孝"字的上部，极像一个昂首作揖、尊老孝顺的年轻人，而这个人的后脑勺却是一个尖嘴猴腮的造型。一个"孝"字写在这里，告诫族内众人，尊老孝顺者为人，忤逆不孝者为畜生。据说此字是程朱理学的集大成者朱熹当年造访西递时所书。一个"孝"字，向一代代西递人讲述着"忤逆忠信，礼义廉耻"的为人准则，也记录了胡氏宗族在西递近千年繁衍生息的历史。

实际上，这敬爱堂里的"孝"字就是程朱理学核心思想在西递的延伸，一个简单的"孝"字，蕴涵了如此丰富的内涵。

除了道德建设，徽州人还很注重学识的培养。徽州有很多书院，出过许多才子，仅清朝就出了19位状元。徽州人不仅人为地寻找风水宝地，在自然的基础上加以打磨，更因他们注重自身的修养，不是靠天地吃饭，而是靠自身来建设幸福的家园，所以才有了日进斗金的徽商和大名鼎鼎的名士。

我一再强调所谓的风水不单单是看阴阳、地形、建筑，更要看一方水土里养育的这些人，看"人"才是风水的根本所在。若人有丰富的学养与高尚的德行，才能把当地的好风水发扬光大，否则任何龙脉、宝穴都不能挽救失德败性的家族。

◎ **德薄风水失，德厚风水聚**

唐代著名的风水大家杨公先师写过一首诗：

> 吉穴真龙行处有，须从道德早先筹，
> 龙真穴吉能招福，无德之人莫强求！

这里面包含了两层含义。第一层是说要想有好的风水，先要有好的德行，道德高尚的人自然会遇到福泽；第二层是说即使有好的外部环境，如果自身是无德之人，也不会有好的际遇，所以也就不用强求了。

传说宋朝时期的奸相秦桧，想找一个能让子孙后代都永享富贵、为侯为王的好阴宅，于是就以权势威逼当时的风水大师赖布衣替他选址。赖布衣本不愿助纣为虐，但在家人生命受到威胁的情况下，只好屈于淫威，布下一个必出王侯的奇局。秦桧很高兴，就把祖坟迁移至此。事后赖布衣和家人远走南方，浪迹江湖，避开了奸相的逼害和利用。临走时，他来到这块福地前，悲愤地说："此地不发无地理，此地若发无天理！"其后，秦桧依然多行不义，而且愈演愈烈。忽然有一夜，天昏地暗，狂风暴雨，雷电交加，竟然使秦桧祖坟的山川地形都发生了变化，差之毫厘，却已是天渊之别，原来的福地，一夜间成了灭族抄家之地，秦桧也遗臭万年。

《周易·乾·文言》中说："君子进德修业。"唐朝的孔颖达注："德，谓德行；业，谓功业。"由此可知，"德"的本意就是恪守道德规范者的"操守""品行"，如功德、品德、德才兼备、德行等。儒家认为，"德"包括忠、孝、仁、义、温良、恭敬、谦让等。道家则以为所谓天地万物之自然为"道"，而各种事物所得之自然为"德"。对人而言，便是品德。所以《周易·乾·文言》又说："是故居上位而不骄，在下位而不忧。故乾乾因其时而惕，虽危无咎矣。"就是说如果有德，无论在什么环境下，身居于何种位置，都会无忧无畏，化险为夷，转危为安。

◎ 看风水调出好心性

自然条件好的地方，可以促进人的生长发育以及改善生活生产条件，"人才辈出"也就合情合理。早有科学研究表明，好的环境可以使大脑效率提高15%~35%，不仅有利于人类的身体健康，而且还为人们的大脑发育提供条件。举个显而易见的例子，如果居所或工作的环境有很多辐射源，不仅人的皮肤会变得粗糙，而且还很有可能会患上恶性疾病。在江南形胜之地，有着得天独厚的自然景观和丰润的水土，因此这里不但经济发达，而且孕育了很多名士。除了政治、社会等因素，不得不说与当地的自然环境有关。现在人类的生存环境日益恶化，我们就更要重视风水，"天人合一"的思想也将起到更大的作用。

但环境毕竟是外部因素，只有当我们内心同样充盈的时候，这个因素才能发挥最大的作用。如果整日忧心忡忡就是在再好的环境中也不会健康的。所以，我一再强调，内心的安静、平和、美好才是一切的基础，要想幸福、健康，没有一份好心情就如同水中捞月，可望而不可及。

陶渊明有一首《饮酒》诗：

> 结庐在人境，而无车马喧。
> 问君何能尔，心远地自偏。
> 采菊东篱下，悠然见南山。
> 山气日夕佳，飞鸟相与还。
> 此中有真意，欲辩已忘言。

这就是在劣境下犹能把持自我，想我所想、做我所做的例子。修心，无论于儒、于释、于道，都是大基础、大修为。就健康来讲，我们要修的就是心态平和，是心情愉快，是心地善良，是心胸开阔，是心灵纯净。

所以说风水并不都是玄之又玄的迷信，它既是择佳处而处的学问，同时也是锻炼自身，从"我"中找寻健康、找寻幸福的大学问。

我们始终应该记得个人的努力才是保证身体健康的最重要因素，医生治病时常强调所谓"求生的意念"，其实也就是在强调主观能动性的重要。所以在选择风水的同时，千万不要忘记加强自己的修炼。